kailash

Inge Danke

Der verlassene Zwilling

Das Trauma des vorgeburtlichen Geschwisterverlustes

Wege zur emotionalen und spirituellen Heilung

kailash

MIX
Papier aus verantwortungsvollen Quellen
FSC® C014496

Penguin Random House Verlagsgruppe FSC® N001967

1. Auflage
Originalausgabe

in der Penguin Random House Verlagsgruppe GmbH
Neumarkter Str. 28, 81673 München
Lektorat: Judith Mark, Freiburg
Satz: Satzwerk Huber, Germering
Umschlaggestaltung: ki 36, Sabine Krohberger Editorial Design, München
Autorenfoto: ©privat
Druck und Bindung: GGP Media GmbH, Pößneck
Printed in Germany
ISBN 978-3-424-63207-1
www.kailash-verlag.de

Besuchen Sie den Kailash Verlag im Netz
MOMENTS of Happiness litlounge.tv SINN SUCHER

Für alle überlebenden Mehrlinge
und für die zahllosen ungeborenen
Mehrlingsseelen.

Inhalt

Teil 2
Auf dem Weg zur Heilung des Traumas

Teil 3
Therapeutische Möglichkeiten (und ihre Grenzen)

Teil 4
Wie du dein Selbstheilungspotenzial aktivierst: praktische Impulse

Teil 5
Wenn ein Kind vor der Geburt verloren geht: Betroffene berichten

Einführung

»Warum möchtest du dein eventuelles Mehrlingsthema bei mir anschauen?«, fragte mich eine Kollegin, die ich aufgesucht hatte, um Klarheit über meine Vermutung zu erhalten. Irgendwann hatte bei mir das Gefühl angeklopft, dass ich einen vorgeburtlichen Verlust im Mutterleib erlebt haben könnte. Bei meiner Tätigkeit als Trauerbegleiterin sowie systemischer Familien- und Traumatherapeutin begleitete ich viele Klienten, die im Mutterleib einen Zwilling verloren hatten. Irgendwann fing ich an, mich zu fragen, ob dies reiner Zufall war. Warum fanden so viele überlebende Mehrlinge den Weg zu mir in die Praxis? Was hatte das Thema mit mir persönlich, mit meiner Biografie zu tun? Wirkte hier möglicherweise die Gesetzmäßigkeit »Gleiches zieht Gleiches an«? War es meine innere Berufung, auf das Seelenschicksal der überlebenden Mehrlinge aufmerksam zu machen?

Meine Vermutung, dass die Schwangerschaft meiner Mutter mit mir zu Beginn eine Mehrlingsanlage war, bestätigte sich zunächst in einer Einzelaufstellung. Da ich ein eher skeptischer Mensch bin, wollte ich mich nicht auf eine einzige Methode verlassen, sondern ließ meine Vermutung durch unterschiedliche therapeutische Vorgehensweisen beleuchten. Immer wieder ergaben sich Hinweise darauf, dass ich einen vorgeburtlichen

Verlust erlebt habe. Aus meiner eigenen Betroffenheit als überlebender Mehrling heraus nehme ich an, dass unsere Seele erst bestimmte Entwicklungen durchlaufen haben muss, bevor dieses Thema für uns überhaupt wahrnehmbar wird. Wahrscheinlich können wir erst dann einen ganzheitlichen seelischen Heilungsprozess durchlaufen. Bei all meinen therapeutischen Ausbildungen hatte sich der vorgeburtliche Verlust nicht gezeigt. Ich war wohl erst »reif« für das Thema, als ich in mir selbst eine körperliche und seelische Resonanz wahrnahm, sobald es bei einem meiner Klienten um das Thema des vorgeburtlichen Geschwisterverlusts ging. Für mich galt zunächst einmal zu klären, ob diese Resonanz einfach dadurch bedingt war, dass meine Spiegelneuronen – jene Nervenzellen in unserem Gehirn, die uns etwas, was anderen geschieht, oft lebhaft mitempfinden lassen – besonders aktiv waren. Denkbar wäre auch gewesen, dass eine therapeutische Gegenübertragung vorlag: Reagierte ich auf die vorgeburtlichen Verlusterfahrungen meiner Klienten nur deshalb so intensiv, weil sie Verlusterfahrungen beispielsweise aus meiner Kindheit und Jugend reaktivierten? Beide Vermutungen ließen sich auf unterschiedlichen Ebenen betrachten. Beide konnten letztlich ausgeschlossen werden.

Da ich Menschen weiterhin professionell begleiten und unter allen Umständen vermeiden wollte, dass meine Traumata mit denen meiner Klienten verschmolzen, war ich gefordert, mich an die Arbeit zu machen: Es galt, mein eigenes Trauma im Mutterleib anzuschauen. Dabei habe ich tiefe seelische Prozesse durchlaufen und Gefühle in einer neuen Intensität erlebt. Ich bin mit etwas Größerem in Verbindung getreten, das ich bisher nur ansatzweise bei meinen Klienten wahrgenommen hatte.

Mein Seelenschicksal als überlebender Mehrling ist bei meiner Tätigkeit als Therapeutin eine wertvolle Ressource, ein innerer Reichtum. In diesem Buch möchte ich etwas von diesem inneren Reichtum weitergeben. Ich empfinde mich gewissermaßen als Sprachrohr, um der Thematik der überlebenden Mehrlinge einen größeren Stellenwert in der Gesellschaft und Öffentlichkeit zu verschaffen. Vielleicht fragen sich einige von euch an dieser Stelle, warum mir dies so wichtig ist.

Auf diese Frage gibt es viele Antworten. Zwei ganz einfache lauten: weil Heilen besser ist als Leiden. Und weil dieses Thema durch ein größeres Bewusstwerden mehr Relevanz bei Ärzten und im Gesundheitswesen erhält. Bei der weiteren Lektüre dieses Buches werdet ihr noch auf etliche weitere gute Gründe stoßen.

Zum Schutz der Identität meiner Klienten habe ich in den Fallgeschichten dieses Buches alle Namen geändert. Um den Lesefluss zu erleichtern, verwende ich durchgängig die männliche Form. Weibliche Leser sind selbstverständlich immer mitgemeint. Die Begriffe »verlassener Zwilling«, »überlebender Mehrling«, »überlebender Zwilling«, »Zwilli« (ein von mir kreierter Begriff) verwende ich jeweils synonym.

Teil 1

Verlorener und überlebender Mehrling

In Teil 1 dieses Buches berichte ich über die Häufigkeit des vorgeburtlichen Geschwisterverlusts und seine Konsequenzen. Ich werde beginnen mit den Auswirkungen bei Kindern und danach auf die Folgen des vorgeburtlichen Verlusts bei Erwachsenen zu sprechen kommen. Dabei lasse ich meine Erfahrungen aus der Praxis einfließen.

Woran lässt sich bei Kindern und Erwachsenen erkennen, dass sie im Mutterleib ein Geschwister verloren haben? Auch darüber wirst du in den folgenden Kapiteln mehr erfahren.

Ein gesonderter Abschnitt befasst sich damit, wie überlebende Mehrlinge im Laufe ihres Lebens immer wieder »getriggert« werden: Ihr Nervensystem und Zellgedächtnis wird dann jeweils an ihre traumatische Erfahrung im Mutterleib erinnert.

Kapitel 1
Überlebende Mehrlinge: nie so ganz »zu Hause« im Leben

»Schon als Kind hatte ich das Gefühl, nicht ganz von dieser Welt zu sein, lebte wie in einer anderen Welt, in einem Trancezustand, oder wie man das auch immer nennen mag. Als Baby habe ich laut meiner Mutter sehr viel geschlafen und war ›pflegeleicht‹. In der Kleinkindzeit und Kindheit soll ich recht still und verträumt gewesen sein. Ich erinnere mich, dass ich in der Grundschule zwar körperlich anwesend war, jedoch dem Unterricht nicht folgen konnte. Mit den Gedanken war ich immer woanders. Die Schulzeit war für mich ein ungeliebter Zwang. Über meinen Schulaufgaben schlief ich manchmal ein. Schon bei geringeren Aufregungen wurde ich ohnmächtig. Die Eltern und Geschwister habe ich zwar gehört, doch meist habe ich ›vorbeigehört‹, war irgendwie nicht präsent. Wenn ich heute zurückblicke, war ich wahrscheinlich sehr kreativ und fantasievoll. Den Schulabschluss habe ich dann doch noch mit wenig Aufwand geschafft. Das Gefühl, nicht ganz da zu sein, zieht sich wie ein roter Faden durch mein Leben. Ich habe oft Todessehnsucht, fühle mich mit allem überfordert, spüre mich nicht, weiß nicht, was ich hier auf der Erde soll. Einerseits suche ich einen Partner, andererseits habe ich Angst vor Nähe. Keine Ahnung,

warum ich für zwei arbeite und nicht zur Ruhe komme. Ich habe enorme Schuldgefühle. Nie genüge ich.

»Meine fünfjährige Tochter redet mit unsichtbaren Freunden.« – »Wir fühlen uns mit unserem feinfühligen Sohn überfordert.« – »Mein Leben lang bin ich auf der Suche und weiß doch nicht, was ich suche.« Wenn ich in meiner Praxis diese oder ähnliche Aussagen höre, werde ich hellhörig: Könnte es sich bei meinem Gegenüber oder dem »schwierigen« Kind, von dem die Rede ist, um einen überlebenden Mehrling handeln? Die Betonung liegt auf »könnte«. Auch Klagen über innere Unruhe, Verlustängste, ein ständiges, grundlos erscheinendes Gefühl der Trauer oder Probleme, den eigenen Körper oder die eigenen Bedürfnisse nicht zu spüren, können auf den vorgeburtlichen Verlust eines Geschwisters hindeuten. Manche der Betroffenen fühlen sich handlungsunfähig und ratlos.

Ein vernachlässigtes Phänomen

Das Phänomen eines vorgeburtlichen Geschwisterverlusts wird vielfach belächelt. Es wird zu wenig oder gar nicht in Betracht gezogen, wenn Diagnosen gestellt werden, oder das Wissen darum wird als esoterischer Humbug oder schlicht »Einbildung« abgetan. Folgerichtig können Betroffene nicht auf eine Kostenübernahme bei der Behandlung ihrer Beschwerden hoffen.

Das ist bedauerlich, denn auf der Basis meiner beruflichen Erfahrung und Betrachtungsweise kann ich sagen, dass die traumatherapeutische Arbeit mit verlorenen Zwillingen ein Gewinn für die gesamte Familie, Gesellschaft und Wirtschaft ist.

Viele Krankheiten oder körperliche Symptome würden sich eventuell gar nicht erst entwickeln, wenn jeder Betroffene, der Hilfe sucht, in seinem Sein betrachtet werden würde. Auf lange Sicht wäre unser Krankenkassensystem entlastet und der Mensch weniger anfällig für chronische Krankheiten und/oder andere körperliche Symptome.

In Europa ging es den Menschen noch nie so gut wie in unserer Zeit. Doch immer noch und immer wieder werden Menschen primär unter dem Blickwinkel ihrer wirtschaftlichen Leistungsfähigkeit betrachtet. Warum lassen wir unserer Seele in dieser turbulenten und hektischen Zeit keinen Raum, um Schritte zu gehen, die es uns ermöglichen, in einen tieferen Kontakt mit uns selbst zu kommen? Sind wir dem Zeitgeist einer stetigen Gewinnmaximierung wirklich hilflos ausgeliefert? Immer mehr Menschen in unserer Gesellschaft leiden unter der unaufhaltsamen Beschleunigung des Lebens. Was hindert uns daran, einen Perspektivwechsel in Richtung Gesundheit vorzunehmen und uns auf uns selbst und das Wesentliche im Leben zu besinnen? Wir leben in einer Zeit, in der uns unendlich viele therapeutische Methoden zur Verfügung stehen. Frühere Generationen hatten weder das fachliche Wissen noch die finanziellen und zeitlichen Ressourcen, um sich mit den eigenen Lebensthemen intensiver befassen zu können. In der Generation unserer Eltern und Großeltern waren die Themen Krieg, Existenzängste, Nachkriegsjahre, Wiederaufbau und wirtschaftlicher Aufschwung beherrschend – Themen also, bei denen es wenig Spielraum für Gefühle und körperliche Empfindungen gab. Heute leben wir in einer Zeit, in der viel Heilungsarbeit stattfinden darf.

Erfolgreich, aber nicht glücklich

Schenken wir der Statistik Glauben, dann hat wahrscheinlich fast jeder Zweite von uns eine vorgeburtliche Verlusterfahrung erlebt. Wie sehr dieses Schicksal den Lebensweg prägen kann, soll ein kurzer Einblick in die Geschichte eines meiner Klienten verdeutlichen. Es handelt sich um einen erfolgreichen Geschäftsmann. Um seine Identität zu schützen, nenne ich ihn Robert. Er hatte mich und meine therapeutische Arbeit während eines Seminars kennen gelernt. In der Gruppe brachte er sich locker, flockig und witzig ein. Wer in seine Augen schaute, konnte sehen, dass unter seinem Humor sehr viel Trauriges lag. Wenige Tage nach dem Seminar meldete er sich per Mail und bat um einen Einzeltermin bei mir. Der lustige und witzige Robert zeigte sich nun ganz anders. Für ihn fühlte es sich so an, als sei er in einem Burnout gelandet. Der Alkohol, der sich bei Robert für einige Zeit als »Gehhilfe« bewährt hatte, half ihm in seiner gegenwärtigen Lebenslage nicht mehr weiter. In dem schwarzen Loch, wie er es selbst genannt hatte, gab es für ihn keine Lichtblicke mehr. Robert wollte nicht zu einem Psychiater gehen. Die Einnahme von Psychopharmaka lehnte er ab.

Bereits in der ersten Sitzung spürte ich, dass dieser Mann wahrscheinlich ein vorgeburtliches Trauma erlebt hatte. Dieses früheste Entwicklungstrauma schauten wir erst an, nachdem andere Lebensthemen gelöst waren und Robert sich emotional und körperlich wieder stabilisiert hatte. Vorsichtig näherten wir uns dem verlorenen Zwilling an. Das Trauma, das Robert in seiner Embryonalzeit erlebt hatte, konnte in zahlreichen Einzelsitzungen auf der Körperzellen-, Geist- und Seelenebene aufgelöst werden. Robert fand, wonach er im Unterbewussten immer gesucht hatte.

Während einer Sitzung war es Robert möglich, sich energetisch und emotional nochmals mit seinem verlorenen Zwilling zu verbinden. Ein behutsames gegenseitiges Abschiednehmen und das Wissen darum, dass die spirituelle Verbindung bleiben würde, haben seine tiefe Seelenwunde heilen lassen. Die tief berührende spirituelle Erfahrung, die er mit seinem verlorenen Zwilling machen durfte, hat ihn geerdet. Von seinem verlorenen Zwilling bekam er den Segen, etwas Gutes aus seinem Leben machen zu dürfen. Mit dieser Erlaubnis kehrte bei Robert nachhaltiger innerer Frieden ein.

Was ich hier in kurzen Sätzen schildere, war ein langer therapeutischer Weg. Robert zählt zu der Generation, die gelernt hat, zu »funktionieren«. Wer zeitlebens funktionieren muss, überschreitet irgendwann seine Belastungsgrenze, nimmt sich selbst kaum noch wahr und entfernt sich infolgedessen auch von seinem sozialen Umfeld. Die körperliche, seelische und geistige Abwärtsspirale kann eine unaufhaltsame Eigendynamik entwickeln.

Wenn der Verlust früh bemerkt wird

Wenn Eltern bereits zu einem frühen Zeitpunkt wahrnehmen, dass ihr Kind »anders« ist als andere Kinder, bleibt den Überlebenden vorgeburtlicher Verluste viel Überforderung erspart. Wenn Mütter oder Eltern mit ihren »auffälligen« Kindern zu mir in die Praxis kommen, frage ich meist nach, wie die Schwangerschaft mit dem Kind verlaufen ist, wie die Geburt war und ob es irgendwelche einschneidenden Erlebnisse gab. Oft berichten Mütter dann, dass es in der Schwangerschaft etwa eine Zwischenblutung gab, der sie, nachdem der Arzt sie beruhigt hatte, keine weitere Bedeutung mehr beimaßen. Bei Kindern können viele Verhaltensweisen darauf hindeuten, dass zu Beginn der Schwangerschaft eine Mehrlingsanlage vorhanden war.

Kapitel 2
Vorgeburtlicher Geschwisterverlust: eine traumatische Erfahrung

»Ich vermute, dass ich einen verlorenen Zwilling habe.« Mit dieser Annahme kommt der fast 40-jährige Matthias zu mir in die Praxis. Auf meine Frage, wieso er die Vermutung habe, ein verlassener Zwilling zu sein, erzählt er: »Schon früh im Leben habe ich das Gefühl gehabt, dass mir etwas Wichtiges fehlt. Je älter ich werde, desto größer wird diese Gewissheit, und zu der Empfindung gesellt sich eine Sehnsucht, die manchmal fast unerträglich wird. Immer wieder spüre ich so etwas wie einen seelischen Schmerz in mir. Ich arbeite für zwei, kaufe für zwei ein, esse und trinke für zwei Personen, ich bin unbewusst immer im Doppelpack unterwegs. Sogar in der Beziehung mit meinem Partner hatte ich das Gefühl, dass an meiner Seite etwas fehlt. Jetzt, wo die Beziehung in die Brüche gegangen ist, bin ich bereit, nach mir selbst zu schauen. Ich möchte wissen, ob meine Vermutung vom verlorenen Zwilling stimmt und welche Möglichkeiten es gibt, meine Suche zu beenden. Ich möchte mehr Verständnis für mein Verhalten gewinnen, inneren Frieden finden, endlich bei mir ankommen und der Sehnsucht ein Zuhause geben.«

Die medizinische Seite des Geschwisterverlusts

Nicht jede Mehrlingsschwangerschaft endet auch mit der Geburt von mehreren Kindern. Peter Pharoah, Mediziner an der Universität Liverpool, geht davon aus, dass die Chance einer Mehrlingsschwangerschaft bei der Zeugung eins zu 20 beträgt. Tatsächlich kommen jedoch nur bei einer von 40 Geburten gesunde Zwillinge zur Welt. Dies berichtet die Wissenschaftsjournalistin Elke Bodderas in einem Artikel für die *Welt* (Bodderas 2009). Häufig stirbt ein Embryo oder Fötus vorzeitig ab – meist geschieht dies bis zur 12. Schwangerschaftswoche. Dies hat natürliche Ursachen, oder es wird bewusst herbeigeführt, etwa durch den missglückten Versuch, eine unerwünschte Schwangerschaft komplett zu beenden. Der sogenannte »Fetozid« gehört zu den Schattenseiten der modernen Reproduktionsmedizin. Bei einer Kinderwunschbehandlung reift häufig mehr als eine befruchtete Eizelle heran. Werdende Eltern stehen dann vor der schweren Entscheidung, ob sie einen oder zwei Embryonen töten lassen, um die Risiken einer Mehrlingsschwangerschaft auszuschließen. Ich möchte diesen Aspekt hier nur am Rande ansprechen – er böte Raum für ein eigenständiges Buch. Unberücksichtigt bleiben im vorliegenden Buch auch diejenigen Fälle, bei denen ein Zwillingsgeschwister erst während der Geburt verstirbt. Ich konzentriere mich auf den natürlich bedingten vorgeburtlichen Verlust und seine Auswirkungen.

Was passiert mit dem Embryo oder Fötus, der in einem frühen Stadium der Schwangerschaft abstirbt? Elke Bodderas schreibt mit Bezug auf Peter Pharoah, dass der Fötus von der Plazenta absorbiert wird. Es kann auch vorkommen, dass bei der Geburt des verbliebenen Zwillings mumifizierte Körperteile des abgegangenen Fötus sichtbar werden. Bodderas berichtet, dass Ärzte und Hebammen dies häufig verschweigen, um die frischgebackenen Eltern nicht zu verunsichern (Bodderas 2009). Ganz selten kommt es vor, dass ein überlebender Mehrling mit seinem abgestorbenen, teilentwickelten Zwillingsgeschwister im Bauch geboren wird. Mediziner sprechen dann vom »Foetus in foetu«. Auf der ganzen Welt sind weniger als 100 Fälle dieser Art bekannt (*Basler Zeitung*, 02.08.2017).

Auch vorgeburtliche Erfahrungen prägen sich ein

Der frühe fötale Geschwisterverlust hinterlässt beim geborenen Zwilling seine Spuren. Peter Pharoah hat das Schicksal von mehr als 200 000 überlebenden Mehrlingen über längere Zeit verfolgt. Er kam zu dem Ergebnis, dass der vorgeburtliche Verlust eines Geschwisters das Risiko von Geburtsfehlern beim überlebenden Mehrling deutlich erhöht.

In diesem Buch sollen nicht die körperlichen, sondern die seelischen Beeinträchtigungen überlebender Mehrlinge im Vordergrund stehen. Bis vor wenigen Jahren wurde dem vorgeburtlichen Verlust und den Folgen für den im Mutterleib verbleibenden sich entwickelnden Menschen kaum Bedeutung beigemessen. Das hat sich geändert. Aus der Pränatal- und Hirnforschung ist heute bekannt, dass unser zelluläres Gedächtnis bereits kurz nach der Zeugung in der Lage ist, Informationen auf der Körperzellenebene abzuspeichern (Heller/LaPierre 2013, S. 183ff.; Hüther 2013, S. 36ff.). Mithin hat alles, was während der Schwangerschaft geschieht, einen Einfluss auf das werdende Leben. Innere und äußere Einflüsse wirken auf der Körperzellenebene und somit im Nervensystem des Ungeborenen. Diese sehr frühen Erfahrungen haben mit hoher Wahrscheinlichkeit Auswirkungen auf unseren späteren Lebensweg und unsere körperliche, geistige und seelische Gesundheit.

Der australische Mediziner sowie Kinder- und Jugendpsychologe Graham Farrant war in den 1970er Jahren ein Pionier im Wissen darum, dass es ein zelluläres Bewusstsein gibt. (Farrant selbst hatte übrigens einen versuchten Schwangerschaftsabbruch bei seiner Mutter überlebt.) Seine wissenschaftlichen Erkenntnisse führten zu einer bahnbrechenden Veränderung am Therapeutenhorizont. Farrant integrierte sein Wissen in seine therapeutische Tätigkeit. Fortan spielte bei der Behandlung seiner Klienten auch deren vorgeburtliches und geburtliches Erleben eine Rolle (Farrant 1986, S. 28ff.).

Man kann davon ausgehen, dass etwa 30 bis 40 Prozent der Schwangerschaften mit einer Mehrlingsanlage beginnen (Steinemann, 2012, S. 13ff.). Mithin dürfte es sehr viel mehr Menschen mit einem verlorenen Zwilling geben, als gemeinhin angenommen wird. Ein Gynäkologe bestätigt mir die steigende Zahl der Mehrlingsschwangerschaften. Dies, so sagt er, sei zum einen auf das zunehmende Alter der Schwangeren und zum anderen auf die steigende Anzahl der künstlichen Befruchtungen zurückzuführen. Er betont, dass Frauen bei einer Mehrlingsanlage oftmals das frühe Absterben einer Leibesfrucht gar nicht mitbekommen. Daraus lässt sich schließen, dass es viel mehr traumatische Verlusterlebnisse im Mutterleib geben muss als bekannt.

Professor Dr. Joachim Dudenhausen, ehemaliger Leiter der Klinik für Geburtsmedizin an der Charité Berlin, und Professor Dr. Rolf Maier, Direktor der Kinder- und Jugendklinik des Marburger Universitätsklinikums, veröffentlichten 2010 im *Deutschen Ärzteblatt* einen Artikel, in dem sie schreiben, dass es bei etwa ein bis fünf Prozent aller Schwangerschaften zum Tod eines Zwillings oder Mehrlings kommt. Wenn die werdenden Eltern das frühe Absterben der Leibesfrucht bewusst erleben, hinterlässt dies bei ihnen psychische und physische Spuren. Wichtig sei es, dem überlebenden Kind bzw. den überlebenden Kindern besondere Beachtung zu schenken. Dudenhausen und Maier nehmen darüber hinaus an, dass bei überlebenden Mehrlingen von einer Häufung von neurologischen Veränderungen ausgegangen werden muss (Dudenhausen/Maier 2010).

Eine Fachärztin für Allgemeine Innere und Integrative Medizin erklärte mir, dass bei einem traumatischen Erlebnis das schützende Amnionhäutchen des Fötus/Embryos in der Gebärmutter an Dichte verliert. So liegt die Vermutung nahe, dass das heranwachsende Leben im Mutterleib danach nicht mehr so gut gegen äußere Einflüsse geschützt ist.

Überlebende Mehrlinge brauchen besondere Aufmerksamkeit

Für die werdenden Eltern ist es hilfreich, wenn sie um den verlorenen Mehrling trauern können. Wo ihnen das Recht darauf zugestanden wird, kann Heilung stattfinden. Ein innerer Dialog mit der kleinen Seele, die sich so früh verabschiedet hat, bringt inneren Frieden, Ruhe und zeugt von einem liebevollen Umgang mit sich selbst und dem Schicksal. Auch mit dem überlebenden Fötus kann die werdende Mutter in einen Dialog treten.

Vielfach fürchten werdende Eltern, die um den Verlust eines Fötus wissen, das zweite sich entwickelnde Kind auch noch zu verlieren. Dieses Kind spürt die Angst der Mutter ebenso wie den Verlust des Geschwisters. Es lebt damit in einem enormen Spannungsfeld. Auch von daher ist die Forderung von Dudenhausen und Maier plausibel, dem überlebenden Kind besondere Aufmerksamkeit zu widmen.

Kinder, die in ein liebevolles Umfeld hineingeboren werden und sich auf der Welt und bei ihren Eltern willkommen fühlen, können Resilienz entwickeln, also die Fähigkeit, schwierige Lebensumstände und -situationen zu überstehen, ohne nennenswerte Beeinträchtigungen davonzutragen. Überlebende Mehrlinge brauchen die familiäre Komfortzone in besonderem Maße. Im Babyalter können sie für ihre Eltern oft eine ziemliche Herausforderung sein. Vielfach sind sie Schreibabys, die sich nur sehr schwer beruhigen lassen. Für solche »schwierigen« Kinder sind Nähe und Zuwendung ganz besonders wichtig. Werden diese Kernbedürfnisse nicht erfüllt, besteht die Gefahr einer weiteren Traumatisierung. Das Kind spaltet sich in der Folge von seinen eigenen Bedürfnissen ab. Es entwickelt Überlebensmuster, die ihm helfen, seine innere Not auszuhalten, sich im weiteren Verlauf des Lebens aber als krankmachend erweisen können.

Kapitel 3
Wenn das Trauma sich meldet: Anzeichen für einen vorgeburtlichen Geschwisterverlust

Symptome bei Kindern

Frau A. kommt mit ihrem Sohn Michael zu mir in die Praxis. Michael ist in der Lage, Dinge und Situationen wahrzunehmen und zu benennen, zu denen die Eltern keinen Zugang hatten. Der Junge ist recht zart und wirkt zu Beginn etwas scheu. Doch das, was er spürt, kann er präzise beschreiben, allerdings mit auffallend leiser Stimme. Es ist, als würde er mir ein Geheimnis anvertrauen.

Immer wieder berichten Eltern mir in meiner Praxis, dass ihr Kind Dinge spürt, die sonst keiner in der Familie mitbekommt. Häufig leiden die Kinder unter ihrem besonderen Wahrnehmungsvermögen. Sie reagieren verunsichert, wissen oft nicht, ob sie eigentlich »normal« sind, ziehen sich in ihre eigene Welt zurück und haben nicht selten unsichtbare Freunde, die für sie zu unverzichtbaren Begleitern werden. Der kleine Sohn einer Freundin beispielsweise führte über Jahre Gespräche mit einem Freund, den wir nicht sehen konnten.

Vielfach berichten Eltern auch, dass ihr Kind außergewöhnlich unruhig sei. Eine medizinische Abklärung habe ein Aufmerksamkeits-Defizit-Syndrom mit Hyperaktivität ergeben (ADHS), und ihr Kind solle zur Behandlung Ritalin einnehmen. Vielfach zögern die Eltern dann, und für mich ist sehr gut nachvollziehbar, dass sie zunächst nach nicht-medikamentösen Behandlungswegen suchen.

Die beschriebenen Auffälligkeiten sind für mich Anzeichen dafür, dass ein Kind möglicherweise einen vorgeburtlichen Geschwisterverlust erlitten hat. Nach meiner persönlichen Auffassung kommen auch Störungen aus dem Autismus-Spektrum als Anzeichen für einen solchen Verlust in Frage.

Auffallend ist, wie hochsensibel, ja hellsichtig diese Kinder sind. Aufgrund ihrer besonderen Gabe befindet sich ihr Nervensystem in einem Zustand ständiger Anspannung. Sie leben in einer permanenten Überforderung. Einen Ausweg aus ihrem Dilemma können sie allein nicht finden.

Kinder, die einen verlorenen Zwilli haben, leiden häufig unter quälender Angst sowie Verlassenheitsängsten, Schuldgefühlen und/oder ungezügelter Wut. Manche Kinder verletzen sich selbst, haben ein gestörtes Essverhalten, Schlaf- oder Schulprobleme.

Nach meiner Erfahrung ist es wichtig, diese sehr feinfühligen Kinder in ihrer Wahrnehmung ernst zu nehmen, sei es als Eltern, Großeltern, Lehrer oder Erzieherin. Wenn wir davon ausgehen, dass wir ab dem

Zeitpunkt der Befruchtung auch eine Seele haben, liegt die Vermutung nahe, dass ein überlebender Zwilli bereits vor seiner Geburt eine enorme seelische Anstrengung durchlebt hat. Ist dies der Grund dafür, dass überlebende Mehrlinge häufig nicht richtig im Leben ankommen? Sind sie immer noch ein Stück weit mit ihrem vorgeburtlichen Erleben verhaftet?

Die Seele und die transzendente Dimension

Wenn ich von der **Seele** spreche, meine ich damit einen in uns ruhenden Ort des Denkens, Fühlens, Wahrnehmens. Die Seele ist die transzendente Instanz in uns. Unter **Transzendenz** verstehe ich einen Bereich der Wahrnehmung, der jenseits von dem liegt, was wir mit unseren Sinnen aufnehmen können. Im Zusammenhang des vorgeburtlichen Geschwisterverlusts sind damit auch die Begebenheiten gemeint, die sich unserem rationalen Verständnis entziehen. Der transzendente Aspekt spielt bei der Heilung des vorgeburtlichen Traumas eine zentrale Rolle.

Wenn Eltern professionelle Hilfe suchen, kann die innere Not der Kinder früh unterbrochen werden. Die Heilung von Körper, Geist und Seele der Kinder trägt zur Entspannung der gesamten familiären Situation bei. Im besten Fall können überlebende Zwillis bereits im frühen Kindesalter eine gesteigerte körperliche, geistige und seelische Widerstandskraft entwickeln. In späteren Kapiteln dieses Buches komme ich auf diverse Lösungswege zu sprechen. Als Vater oder Mutter kannst du sie nutzen, um die Weichen dafür zu stellen, dass dein Kind einen sicheren Ausweg aus seinem Zustand innerer Ausweglosigkeit findet.

Nachfolgend habe ich noch einmal die wichtigsten Symptome zusammengefasst, die darauf hindeuten können, dass ein Kind einen vorgeburtlichen Geschwisterverlust erlitten hat:

- Das Baby weint unentwegt, obwohl es ihm äußerlich betrachtet an nichts fehlt.
- Das Baby schläft wenig.
- Das Kind leidet an einer Aufmerksamkeits-Defizit-Störung (ADS).
- Das Kind ist hyperaktiv.
- Das Kind ist hochsensibel.
- Es braucht auch nach dem zehnten Lebensjahr noch viel Nestwärme der Eltern.
- Das Kind hat imaginäre Freunde, die ihm wichtige Lebensbegleiter sind.
- Ein Kuscheltier muss doppelt oder dreifach vorhanden sein.
- Das Kind kann ohne Vater oder Mutter nicht einschlafen.
- Das Kind hat Einschlaf- und Durchschlafprobleme.
- Es hat Angst vor Klassenfahrten, wenn diese mit Übernachtungen verbunden sind.
- Es hat Angst, nicht normal zu sein.
- Es sieht und hört Dinge, die für andere nicht wahrnehmbar sind.

- Es wirkt unsicher.
- Es verletzt sich selbst.
- Es leidet unter Nägelkauen.
- Es sieht verstorbene Personen.

Symptome bei Erwachsenen

Bei erwachsenen Menschen sind die Symptome eines erlittenen vorgeburtlichen Geschwisterverlusts vielfältiger als bei Kindern. Immerhin haben Erwachsene bereits eine lange Wegstrecke ihres Lebens ohne ihren Zwilli zurückgelegt. Ich benenne hier nur einige prägnante Kriterien, die mir im Praxisalltag immer wieder begegnen. Anmerken möchte ich jedoch, dass es sich dabei nicht um Merkmale handelt, die ausschließlich und zweifelsfrei auf einen vorgeburtlichen Geschwisterverlust hinweisen. Jeder Klient ist im gesamten Kontext seines Lebens, seines Verhaltens und seiner Äußerungen individuell zu betrachten. Bei jedem prägt sich das Thema des vorgeburtlichen Verlusts auf eine ganz persönliche Weise aus, und jeder braucht daher auch eine individualisierte therapeutische Herangehensweise.

Erwachsene Betroffene eines vorgeburtlichen Geschwisterverlusts

- haben häufig das Gefühl, nicht zu genügen,
- spüren eine tiefe Sehnsucht in sich oder fühlen sich von einer latenten Trauer begleitet,

- sind häufig »im Doppelpack« unterwegs, essen also zum Beispiel für zwei oder kaufen für zwei Personen ein,
- erleben ihre eigene Hochsensibilität als positiv wie negativ,
- können sich schlecht abgrenzen,
- nehmen ihren eigenen Körper kaum oder gar nicht wahr,
- spüren oft sehr genau, was in anderen vorgeht,
- leben mehr im Kopf als im Körper.

Der Tod eines geliebten Menschen kann diese Menschen in eine tiefe Lebenskrise stürzen. Die Trennung vom Partner, der Partnerin triggert in ihnen die vorgeburtlich erlebte Verlassenheitsangst. Ihre innere Unruhe und der Drang, immer aktiv sein zu müssen, können sie in ein Burnout, eine Lebenskrise, eine Depression führen. Meist leiden diese Menschen unter Schuldgefühlen. Sie suchen Nähe, doch wenn es ihnen »zu nah« wird, ziehen sie sich zurück. Vertrauen ist ein Fremdwort für sie. Meist fallen ihnen Entscheidungen schwer. Sich auf etwas Neues einzulassen erzeugt vielfach Unsicherheit. Sie wollen sich immer auf der sicheren Seite bewegen. Viele dieser Menschen lieben Extremsportarten, denn so können sie ihren Körper zumindest ein bisschen spüren.

Auch Autoaggressionen (also eine Tendenz zur Selbstverletzung) oder Autoimmunerkrankungen können ein Hinweis darauf sein, dass es sich bei dem Betroffenen um einen überlebenden Zwilli handelt. Sadistische und narzisstische Züge anderer Menschen spiegeln überlebenden Mehrlingen die innere Not wider, in der sie sich befinden. Ihre Seele kann in solchen Situationen aus der Balance geraten. Etwas in ihnen wird unbewusst wieder wachgerufen. Manche der Betroffenen meiden daraufhin den Kontakt zu denjenigen Personen, die solche Reaktionen in ihnen auslösen. Andere richten ihren Blick nach innen, um zu erforschen, was genau der andere in ihnen auslöst und warum das so ist.

Das In-sich-Hineinhorchen und -schauen wird mit der Chance des Heilwerdens belohnt. Ich freue mich immer wieder mit den Menschen, die während einer therapeutischen Sitzung eine sicht- und spürbare Veränderung durchlaufen und sich anschließend neu spüren können. In diesem Moment wird ihnen erstmals ein Perspektivwechsel möglich, der sich im weiteren Verlauf ihres Lebens als positive Wende darstellt.

Es ist mir wichtig festzuhalten, dass überlebende Mehrlinge, seien sie Kinder oder Erwachsene, keine »defizitären« Menschen sind. Im Gegenteil: Sie mussten früher als andere Überlebensstrategien entwickeln und tragen damit zumindest die Anlage zu beachtlichen Ressourcen in sich. Im Laufe ihres Lebens eignen überlebende Mehrlinge sich eine Reihe von Überlebensstrategien an, die ihnen dabei helfen, das Leben zu meistern. Meist funktionieren diese Strategien bis zu jenem Zeitpunkt, an dem sich körperliche Symptome einstellen und die Betroffenen ärztliche Hilfe suchen.

Im Idealfall geben überlebende Mehrlinge sich nicht mit Medikamenten zufrieden, sondern stellen sich dem vorgeburtlichen Trauma und den damit verbundenen krankmachenden Bewältigungsmechanismen. Zu erkennen, welche dieser Mechanismen ausgedient haben und nicht mehr länger benötigt werden, stellt für viele Betroffene einen positiven Wendepunkt dar.

Körperliche Spuren des verlorenen Geschwisters

Mitunter habe ich einen überlebenden Mehrling in meiner Praxis, der sicht- und spürbare körperliche Spuren des verlorenen Geschwisterchens in seinem Körper trägt oder getragen hat. Die körperlichen Überreste des gestorbenen Geschwisters »melden« sich häufig erst im Erwachsenenalter. Dies kann zu unterschiedlichen Symptomen führen, etwa Schmerzen im Schultergelenk, in der Wirbelsäule, unerklärlichen Unterleibsschmerzen, einem Knoten in der Brust etc. In Einzelfällen ist eine Operation unumgänglich. Bei den chirurgischen Eingriffen finden Ärzte dann beispielsweise Haare, Zähne, kleine Knochen oder anderes Körpergewebe. Diese Funde stammen vom verlorenen Zwilling. Sie sind sichtbares Indiz einer Mehrlingsanlage (Steinemann 2012, S. 16ff.).

Ab und an berichten mir erwachsene Klienten von einem operativen Eingriff, dem sie sich unterzogen haben, weil sie unter unklaren Beschwerden litten. Eine

Untersuchung von Gewebeproben, die während der OP entnommen wurden, ergab dann, dass es sich um das Gewebe einer Mehrlingsanlage handelte. Dies steht im Einklang mit Forschungsberichten, nach denen die Gebärmutter die Zellen einer verstorbenen Mehrlingsanlage absorbiert oder das Gewebe mit dem werdenden Kind verwächst. Das Zellgewebe des abgestorbenen Fötus kann sich allerdings auch komplett durch eine kleine Zwischenblutung aus der Gebärmutter lösen. In diesem Fall hinterlässt der verlorene Zwilli keine eindeutig erkennbaren körperlichen Spuren beim überlebenden Geschwister.

Die Angst, nicht normal zu sein

Die 16-jährige Sarah schreibt mir eine Mail, in der sie um einen Termin bittet. Ihr jugendliches Alter macht mich stutzig. Bei Kindern und Jugendlichen sind es sonst in der Regel die Eltern, die Kontakt mit mir aufnehmen. Ich vereinbare daher zunächst einen Telefontermin mit Sarah. Bei unserem Telefonat kristallisiert sich rasch heraus, dass Sarah befürchtet, nicht normal zu sein. Sie berichtet, dass sie unter Zwangsvorstellungen leide und immer alles kontrollieren müsse. Das Telefonat findet in Absprache mit Sarahs Mutter statt, die ihre Tochter zum vereinbarten Termin auch zu mir in die Praxis begleitet. Im Vorfeld hatte ich Sarah gebeten, ihre Mutter zu befragen, wie die Schwangerschaft gewesen war. Ich hatte ihr darüber hinaus den Fragebogen zukommen lassen, den alle meine Klienten von mir bekommen. Darin geht es um Erfahrungen aus der Säuglingszeit und Kindheit. Dieser Fragebogen hilft mir dabei, grundlegende Informationen zu erhalten, die dann nicht mehr im Erstgespräch geklärt werden müssen.

Auch in Sarahs Fall erweisen sich die Antworten der Mutter im Vorfeld unseres Termins als äußerst hilfreich. Die Mutter hatte, als sie mit Sarah schwanger war, in der 10. Schwangerschaftswoche eine Zwischenblutung. Der Frauenarzt hatte seinerzeit vermutet, dass die Mutter mit Zwillingen schwanger gewesen war. Weitere Informationen hat Sarahs Mutter damals jedoch nicht bekommen.

Bei unserem ersten Termin in meiner Praxis frage ich Sarah, wie es ihr geht, wenn sie daran denkt, dass gemeinsam mit ihr ein weiteres Kind im Bauch der Mutter im Wachsen und Werden war, das aber sehr früh wieder dort zurückgegangen ist, wo alles Leben beginnt. Sarah laufen Tränen über die Wangen. Ihre emotionale Reaktion bestätigt meine Vermutung, dass die junge Frau sehr wahrscheinlich auf der Suche nach ihrer verlorenen Zwillingsseele ist. Damit sie von ihren Gefühlen nicht überflutet wird, lade ich sie ein, in ihre Füße zu spüren. So kann sie sich gut erden und behält Bodenkontakt. Menschen mit einem frühen traumatischen Erleben haben die Tendenz, die Bodenhaftung zu verlieren. Wenig später erzählt mir Sarah, sie wisse nur zu gut, wie es sich anfühlt, »aus dem Körper zu gehen« und mehr im Außen als im Innen zu sein. Ihren Kontrollzwang führt sie auf dieses unsichere Gefühl zurück. Nie fühlt sie sich mit dem, was sie sagt, tut, spürt, sicher. Durch ihre Zwanghaftigkeit fühlt sie sich in ihrer Lebendigkeit behindert. Ein wenig später berichtet sie mir, ihre Mutter habe ihr erzählt, dass sie als Baby unentwegt geschrien habe, obwohl es ihr aus Sicht der Mutter an nichts mangelte. Sie sei von der Mutter sehr viel getragen worden. Als Baby habe sie wenig geschlafen, manchmal nur zwei bis drei Stunden pro Nacht. Ihre Mutter sei mit ihr sehr gefordert gewesen.

Wie hilfreich wäre es für Sarahs Mutter gewesen, wenn sie gewusst hätte, welche Auswirkungen der vorgeburtliche Verlust eines Geschwisters auf das überlebende Kind haben kann. Intuitiv hatte sie ihr kleines Töchterchen als Baby viel auf dem Arm getragen. Das reicht jedoch nicht aus, um das angespannte Nervensystem des Babys zu beruhigen. Eltern von Schreibabys würde ich den Rat geben, ihr Baby nicht nur viel zu tragen, sondern ihnen auch durch »Pucken« das Gefühl von Geborgenheit und Zuwendung zu geben. Das »Pucken«, bei dem das Baby fest in ein Tuch gewickelt wird, ist eine uralte Methode, um Säuglingen dabei zu helfen, ihre äußeren Grenzen zu spüren und so das Gefühl der Haltlosigkeit und des Verlorenseins zu lindern.

Galt bis vor etwa 50 Jahren noch die Vorstellung, dass Mütter ihre Säuglinge schreien lassen sollten, damit diese nicht verwöhnt werden, so haben wir heute glücklicherweise einen anderen Zeitgeist. Babys sind nicht dazu in der Lage, ihr Nervensystem selbst zu regulieren. Sie brauchen dazu die Mutter oder einen anderen einfühlsamen Erwachsenen. Übrigens nehme ich auch in meinen Therapiesitzungen mit Jugendlichen und Erwachsenen gelegentlich kurze Unterbrechungen vor, wenn ich den Eindruck habe, dass mein Gegenüber von den eigenen Gefühlen überflutet wird und sich nicht mehr regulieren kann.

Nachdem Sarah mir aus ihrer Babyzeit berichtet hat, frage ich sie nach ihren körperlichen Empfindungen. »Meine Hände und Füße kribbeln«, antwortet sie. Für mich ist diese Information eine wertvolle Orientierung. Das Kribbeln ist eine gesunde Reaktion des Körpers. Es ist Ausdruck dessen, dass sich ihr frühes Trauma auf der Körperzellenebene aufzulösen beginnt. Ich weiß nun, dass Sarah am Beginn eines Prozesses steht, durch den sie mit großer Behutsamkeit begleitet werden muss. Das Kribbeln zeigt mir außerdem an, dass die Vermutung vom vorgeburtlichen Geschwisterverlust sehr wahrscheinlich stimmt.

In diesem Stadium einer Therapie ist eine sorgsame Vorgehensweise höchstes Gebot. Ich befinde mich an diesem Punkt im feinstofflichen Bereich meines Gegenübers. Meine Klienten und ich sind gemeinsam auf der Herz-Seelen-Ebene unterwegs. Demut, Achtsamkeit und Wertschätzung sind dabei für mich vorrangig. Nur so können körperliche, geistige und seelische Veränderungen erleb- und spürbar werden. Je nach Situation braucht es eine Verlangsamung des Geschehens, um die Seele, den Körper und den Geist des Klienten vor einer erneuten Überforderung zu schützen. Sarah etwa konnte während der Sitzung körperlich wahrnehmen, wie ein Druckgefühl in ihrem Brustkorb nachließ. In der Regel frage ich meine Klienten, wenn sie derartige Körperwahrnehmungen haben, nach ihren Ressourcen. Das tue ich, um den Fokus vom eigentlichen körperlichen Erleben wegzulenken und innerlich auf eine andere Ebene zu gelangen. Durch dieses »Ablenkungsmanöver« kann sich das Nervensystem meines Klienten stabilisieren. An die eigenen Ressourcen zu denken hat eine unmittelbare Wirkung auf den gesamten Körper und setzt einen Prozess der Entspannung in Gang. Ich vertraue darauf, dass der Körper meiner Klienten jeweils genau weiß, welche Veränderung die Frage nach ihren Ressourcen bewirken wird.

Nach etwa 50 Minuten beschließen Sarah und ich, für die nächsten Schritte einen neuen Termin zu vereinbaren. Nach meiner Wahrnehmung wäre es für die feinfühlige junge Frau und ihr angespanntes Nervensystem eine Überforderung, wenn wir unmittelbar zu weiteren therapeutischen Schritten übergehen würden. Um einen sanften Ausstieg aus der Sitzung zu finden, lade ich Sarah ein, einen Dialog mit Körper, Geist und Seele zu führen. Sie kann ihnen versprechen, dass sie »ihre Themen« von nun an auch weiterhin anschaut, jedoch immer darauf achten wird, dass es nicht zu viel wird. Sarah lächelt und ist froh, eine Anregung zu haben, die sie selbstständig zu Hause umsetzen kann.

Es gibt unzählige Biografien, die so ähnlich verlaufen wie Sarahs Geschichte. Etwa die von Fatima.

Panikattacken nach dem Tod der Mutter

Fatima ist eine langjährige Bekannte von mir. Sie bittet um einen Termin, weil ihre Mutter unerwartet verstorben ist. Infolgedessen verspürt Fatima so etwas wie Panikattacken, die sich nicht nur emotional, sondern auch körperlich bemerkbar machen. Sie hat dann Mühe, ruhig zu atmen und bei sich zu bleiben. Einerseits sind dies die Auswirkungen des Schocks, andererseits spüre ich, dass es bei Fatima wohl ein noch viel früheres und tieferliegendes Lebensthema zu lösen gilt. In unserer ersten Sitzung und bei den nachfolgenden Terminen geht es dennoch erst einmal ausschließlich um den Tod der Mutter und seine Auswirkungen auf Fatima. Nach und nach gelingt es uns, Fatimas Schock aufzulösen. Sie kommt in größeren Zeitabständen immer wieder einmal zur Therapie zu mir. Ich habe weiterhin das Gefühl, dass Fatima einen verlorenen Zwilli hat. Als Jahre später erneut ein existentielles Thema in ihrem Leben auftritt, treten bei Fatima ähnliche Symptome auf wie beim plötzlichen Tod der Mutter. Ich vermute, dass ihr Zellgedächtnis erneut aktiviert wurde. Wir schauen die neue Situation an, und Fatima stabilisiert sich. Dieses Mal frage ich nach, ob es in Fatimas Familie Zwillinge gebe. Ich bin nicht weiter erstaunt, als sie mit Ja antwortet. Dennoch möchte ich das Thema vom verlorenen Zwilling nicht in der Einzelsitzung weiterverfolgen.

In Fatimas Fall erschien es mir sinnvoller, das Thema des vorgeburtlichen Geschwisterverlusts zunächst im Rahmen eines meiner Seminare weiterzubehandeln. Dort würde Fatima durch die Gruppe getragen, und sie erhielte in stärkerem Maße eine Außenperspektive auf ihr Thema. Dies würde dem Schutz ihrer Seele vor Überforderung dienen – immerhin würde Fatima sich ja in einen Bereich ihres Lebens begeben, der ihr bislang nicht zugänglich gewesen war. Diese Idee bringe ich in der therapeutischen Begleitung immer dann ein, wenn ich das Gefühl habe, dass der überlebende Mehrling mit weiteren inneren Schritten überfordert wäre. Die Seminargruppe bietet mehr Schutz vor überflutenden Emotionen. Für Fatima fühlte sich das Angebot, im Rahmen eines Seminars weiter an ihrem Thema zu arbeiten, stimmig an. In Kapitel 11 dieses Buches kannst du nachlesen, ob meine Vermutung gestimmt hat und was im Rahmen des Seminars zutage trat.

Mit der Geschichte von Fatima möchte ich dir ein Gefühl dafür geben, welche äußeren Faktoren unsere innere Balance aus dem Gleichgewicht bringen können. Schockierende Nachrichten und belastende Situationen können in unserem Nervensystem massive Veränderungen hervorrufen. Wir werden »getriggert«: Eine Situation ruft in uns etwas wach, das uns normalerweise unbewusst bleibt. Unser Nervensystem kann dadurch in einen Alarmzustand gelangen: Wir sind sehr aufgeregt, unruhig, wütend oder aggressiv. Nicht umsonst sagen wir umgangssprachlich, dass unsere Nerven blankliegen oder dass wir außer uns sind.

Der Alarmzustand unseres Nervensystems kann auch dazu führen, dass wir in eine Art Erstarrung geraten. Wir nehmen das Leben dann nur noch wie unter einer Glasglocke oder durch einen Nebel hindurch wahr. Unser Urteilsvermögen ist eingetrübt. Wir leiden unter einer verzerrten Wahrnehmung. Das Leben fühlt sich anstrengend an, wir sind mit gebremster Energie, negativen Gedanken und Befürchtungen unterwegs. In dieser Situation versuchen wir die innere Erstarrung entweder auszusitzen, oder wir begeben uns auf die Suche nach Lösungswegen, um aus der inneren Notlage aussteigen zu können.

Unser Unterbewusstsein ist sehr einfallsreich, wenn es darum geht, uns auf etwas aufmerksam zu machen, das tief in uns verborgen liegt.

Frau F. meldet sich bei mir, weil sie seit Jahren unter Depressionen leidet. In der Therapie sehen wir uns verschiedene Lebensthemen an, doch Frau F. spürt, dass da »noch mehr« ist, das sich noch nicht aufgelöst hat. So sprechen wir auch über meine Vermutung eines vorgeburtlichen Traumas. Es ist beeindruckend, dass Frau F. sofort mit dem Thema in Kontakt gehen kann. Sie kann sogar benennen, im Mutterleib mehr als nur ein Geschwister verloren zu haben. Dieses Trauma aufzulösen braucht eine gewisse Zeit und eine Reihe von Therapiesitzungen.

Ich möchte ausdrücklich darauf hinweisen, dass nicht hinter jeder Depression ein verlorener Zwilling steckt. Mir ging es darum zu zeigen, auf welch unterschiedliche Weise sich das Thema melden kann.

Kapitel 4: Überlebende Mehrlinge: ein Psychogramm

Viel Gespür für andere – und wenig für sich selbst

Überlebende Mehrlinge haben meist ausgeprägte sensorische Wahrnehmungen. Sie spüren sehr genau, was bei ihren Mitmenschen passiert und was andere brauchen. In einer Paarbeziehung kann diese empathische Fähigkeit bedrohlich für das Miteinander sein: Der Zwilli achtet stärker auf die Bedürfnisse des Partners als auf die eigenen. Das kann zu Konflikten führen, beispielsweise deshalb, weil der Partner sich durch die intensive Fürsorge eingeengt fühlt oder weil der Zwilli sich auf Kompromisse einlässt, die ihm nicht guttun.

Unter der ausgeprägten Fürsorglichkeit der überlebenden Mehrlinge können mehrere Themen verborgen sein. Zwillis haben einerseits Angst davor, sich auf eine enge Bindung einzulassen, gleichzeitig jedoch schwingt in ihrem Unterbewussten immer die Angst vor dem Verlassenwerden mit. Dieser innere Zwiespalt führt im Äußeren zu einem ambivalenten Verhalten: Zwillis suchen einerseits Nähe, ja sogar eine symbiotische Beziehung, die sie an ihr Leben im Mutterleib erinnert, haben andererseits aber auch Angst vor Kontakt. Dahinter steht die Angst vor dem Verlust des anderen.

Verlassen zu werden würde ihr frühestes Trauma berühren. Die US-amerikanischen Psychologen Laurence Heller und Aline LaPierre beschreiben die Ambivalenz vom Wunsch nach Nähe und der gleichzeitigen Angst davor in ihrem Buch *Entwicklungstrauma heilen* (Heller/LaPierre 2013), allerdings ohne dabei explizit auf das Thema des verlorenen Zwillings einzugehen.

Überlebende Zwillis haben oft ein besonders fein ausgeprägtes Empfinden für andere Menschen. Sie nehmen bei anderen Dinge wahr, die weniger empfindsame Menschen gar nicht bemerken. Das hat zur Folge, dass sie mit ihrer Aufmerksamkeit schlecht bei sich selbst und im eigenen Körper bleiben können. Welche inneren Prozesse in ihnen selbst ablaufen, bekommen sie nicht mit. Es scheint mitunter, als würde es für diese Menschen nur Schwarz oder Weiß geben, aber nichts dazwischen. Sie können schlecht Nein sagen. Sich abzugrenzen und eigene Bedürfnisse zu artikulieren stellt für sie eine große Herausforderung dar. Zugleich neigen sie dazu, die Grenzen ihres Gegenübers zu überschreiten. Überlebende Mehrlinge können sehr verletzend sein.

Auffallend im Verhalten der überlebenden Mehrlinge ist auch ihre stetige Unruhe. Zwillis sind stets aktiv, und das nicht immer sinnvoll und zielgerichtet. Manche kaufen sich beispielweise zweimal dasselbe Kleidungsstück und merken dies erst beim Blick in den Schrank. Oft kaufen Zwillis auch »für zwei« ein, obwohl sie allein leben. In ihrem Zuhause Ordnung zu halten fällt ihnen schwer.

Im Laufe unseres Lebens wurden und werden wir durch unser soziales Umfeld und andere Erfahrungen geprägt. Es ist nie davon auszugehen, dass ausschließlich der frühe Geschwistertod im Mutterleib die Ursache für diese oder jene Lebensmuster oder Verhaltensweisen ist. Vielmehr gilt es, jeweils eine ganzheitliche Perspektive einzunehmen. Die in diesem Buch angeführten Beispiele spiegeln deshalb immer nur einen kleinen Lebensausschnitt von betroffenen Menschen wider, die zu mir in die Praxis oder in Seminare gekommen sind.

Für einen wohlgesinnten Zuhörer erschließen sich aus dem, was ein überlebender Mehrling verbal und nonverbal kommuniziert, wertvolle Impulse. Sie können therapeutisch genutzt werden, um dem Zwilli dabei zu helfen, mehr Einfühlungsgabe und Mitgefühl für sich selbst zu entwickeln.

Sich selbst nicht verstehen

»Als kleines Mädchen habe ich eine imaginäre Freundin gehabt. Es war wichtig, dass sie immer mit mir mitkommt«, erzählt Frau G. Sie ist Anfang 20 und wird von ihrer Mutter zu mir in die Praxis begleitet. Frau G. möchte mit mir erkunden, wo die Ursachen für ihre Wut und ihre Lebensblockaden liegen. Als Ziel der Therapie formuliert sie, gelassener, entspannter und leichter durch ihr Leben zu gehen.

Als ich mich bei der Mutter erkundige, wie die Schwangerschaft mit der Tochter und deren Geburt waren, muss sie zunächst einmal nachdenken. Dann erinnert sie sich: »Etwa in der 12. Schwangerschaftswoche hatte ich eine Blutung. Aber ich habe dem keine weitere Bedeutung beigemessen.« Für mich ist spürbar, dass es der Tochter unangenehm ist, wenn ihre Mutter während der Sitzung im Raum bleibt. Wir besprechen, dass die Mutter bei den nächsten Sitzungen im Nebenraum der Praxis warten wird. Damit ist die Tochter frei in ihren Äußerungen. Wie ich vermutet hatte, liegt unter ihrer Wut und den Lebensblockaden ein vorgeburtlicher Geschwisterverlust. Beim In-sich-Hineinspüren fühlt Frau G. ein Kribbeln in Händen und Füßen sowie in der gesamten rechten Körperseite.

Im Laufe der Therapie gelingt es ihr, das vorgeburtliche traumatische Erleben als wertvollen Teil ihres Lebens zu integrieren. Sie weiß auf einmal, warum sie immer wieder so viel Wut in sich spürt. Es ist die Wut darüber, allein gelassen zu werden und der Situation im Mutterleib hilflos ausgeliefert zu sein. Auch die Bedeutung der imaginären Kindheitsfreundin wird Frau G. im Laufe der Therapie bewusst. Solange sie sich diese fiktive Freundin vorstellen konnte, diente sie ihr als wichtige Begleiterin und Helferin. Irgendwann war es jedoch nicht mehr möglich, die Vorstellung einer solchen Freundin aufrechtzuerhalten. An diesem Punkt stellte sich die unerklärliche Wut ein – die Frau G. dazu brachte, genauer hinzuschauen und therapeutische Hilfe zu suchen.

Gegen Ende der Therapie versprüht Frau G. eine ansteckende Lebensfreude. Die Wut hat dadurch, dass ihre Ursache geklärt wurde, in ihr ein neues Zuhause bekommen und ist nicht länger unkontrollierbar. Frau G. nimmt aus der Therapie mit, dass die Möglichkeit, noch einmal Verbindung zu ihrer Zwillingsseele aufzunehmen, ihr ganz neue Horizonte eröffnet und inneren Frieden gebracht habe.

Viele Menschen sind auf ähnliche Weise auf der Suche wie Frau G. Sie möchten ein Verhalten erforschen, das sie selbst nicht verstehen, und sie möchten eine neue Perspektive auf sich selbst gewinnen.

Mit diesem Wunsch kommt auch Frau P. zu mir. Bei unserem ersten Termin erklärt sie: »Es gibt da ein Thema, das ich gerne anschauen möchte: In bestimmten Situationen fühle ich mich wie an die Wand gedrückt. Ich weiß, dass das etwas mit mir zu tun hat. Die anderen wissen nicht, was ihre Äußerungen wirklich mit mir machen. Immer wieder denke ich: Du kannst das nicht.« Während wir weiter über ihr Anliegen sprechen, fragt sie mich: »Warum bin ich mir so wenig wert?« Ich notiere mir, dass Frau P. die tiefe Überzeugung in sich trägt, nichts wert zu sein und nichts zu können.

Glaubenssätze: Überzeugungen, die tief in uns stecken

In der Psychotherapie werden tiefsitzende Überzeugungen oft als **Glaubenssätze** bezeichnet. Jeder Mensch verfügt über bestimmte Glaubenssätze, die häufig bereits durch Kindheitserfahrungen geprägt wurden. Negative Glaubenssätze können uns in unserem Leben stark einschränken. Seelische Heilungsprozesse beinhalten auch, dass negative Glaubenssätze gelöst oder zu positiven Überzeugungen umformuliert werden. Am Ende dieses Kapitels lernst du eine Reihe von Glaubenssätzen kennen, die sich häufig bei überlebenden Mehrlingen finden.

Ich vermute, dass Frau P. ein überlebender Mehrling sein könnte. Um zu schauen, ob es für das Thema bei ihr irgendeine Resonanz gibt, schlage ich ihr vor, mit der Methode der »verdeckten Bodenanker« zu arbeiten.

Bodenanker helfen, das zentrale Thema zu erkennen

»Bodenanker« sind eine Technik, mit deren Hilfe man herausfinden kann, welche Themen für einen Klienten, der mit einer diffusen, komplexen Problematik in die Therapie kommt, zentral sind und bearbeitet werden sollten. Mehr dazu in Kapitel 10.

Frau P. zeigt eine körperliche und emotionale Resonanz auf das Thema des vorgeburtlichen Geschwisterverlusts. Diese unbewusste Reaktion werte ich als starkes Indiz dafür, dass wir uns diesem Thema in der Therapie widmen sollten. Im Zuge unserer therapeutischen Arbeit wird Frau P. bewusst, woher das Ge-

fühl kommen könnte, von hinten beobachtet und an die Wand gedrückt zu werden: Nach dem Absterben ihres Zwillings im Mutterleib hat sie möglicherweise für eine Weile wie erstarrt an der Gebärmutterwand verharrt. Ihr Nervensystem reagierte bereits vor dem bewussten Erkennen des erlittenen Traumas mit feinen Entladungen. Ihr Unterbewusstes hatte die Erfahrung gespeichert. Die Erinnerung meldete sich mit dem hartnäckigen Gefühl des An-die-Wand-gedrückt-Werdens. Gegen Ende der Sitzung kann Frau P. auch ein Verständnis für ihr latentes Gefühl der Trauer entwickeln.

Vielleicht kommt dir, während du die Geschichten meiner Klienten liest, immer mal wieder etwas bekannt vor. In diesem Fall möchte ich dich dazu einladen, liebevoll mit dir selbst umzugehen. Verurteile dich nicht für deine unangenehmen Gefühle und belastenden Grundüberzeugungen. Sie haben ihren tiefen Grund. Und sie können sich verändern, wenn du dich ihnen geduldig und wohlwollend zuwendest.

Hier noch einige typische Gefühlslagen und Grundüberzeugungen, die überlebende Mehrlinge mit sich herumtragen:

Glaubenssätze:

- »Egal, was ich mache, ich habe immer das Gefühl, es reicht nicht aus.«

- »Wenn ich eine Idee einbringe, wird sie nicht gehört.«
- »Ich arbeite für zwei, und es genügt trotzdem nie.«
- »Ich darf mir keine Fehler erlauben.«
- »Ich muss perfekt sein.«
- »Ich muss mich anstrengen, damit ich besser bin als die anderen.«
- »Ich gehöre nicht in diese Welt.«

Gefühlslagen:

- »Am liebsten wäre ich tot.«
- »Was ist nur los mit mir?«
- »Ich habe keine Orientierung.«
- »Ich weiß, da gibt es etwas, aber ich kann es nicht richtig in Worte fassen, und ich komme da auch nicht allein hin, um es ausfindig zu machen.«
- »Ich habe das Gefühl, mit mir stimmt etwas nicht.«
- »Ich habe Wahrnehmungen, die mir Angst machen.«
- »Ich kann mein Wollen, meine Bedürfnisse nicht umsetzen, weil ich das Gefühl habe, dass ich die anderen im Stich lasse.«

Auf der Suche nach der Ursache der Probleme

Meist haben überlebende Mehrlinge, die sich mit diesen Problemen herumschlagen, noch keine Ahnung von ihrem vorgeburtlichen Geschwisterverlust. Hinter den genannten Problemen muss sich auch nicht zwingend ein Geschwisterverlust verbergen. Im ersten Schritt erforsche ich darum immer gemeinsam mit dem jeweiligen Klienten, welche Geschichte sich hinter und unter seiner/ihrer inneren Not verbirgt. In kleinen, behutsamen Schritten und durch aufmerksames Hinhören unterstütze ich meine Klienten dabei, ihr Problem zu erkunden. Verdichtet sich bei mir der Eindruck, einen überlebenden Zwilli vor mir zu haben, folge ich während des Gesprächs meinem inneren Impuls. Ich vertraue darauf, dass ich im Laufe der Sitzung zeigen darf, was es ist, was mein Gegenüber nicht zur Ruhe kommen lässt.

Selbsterforschung: Bist auch du ein überlebender Mehrling?

Vielleicht hat das bisher Gelesene dich nachdenklich gemacht, und du fragst dich: »Bin auch ich ein verlassener Zwilling?« Auf den folgenden Seiten lade ich dich ein, dieser Vermutung nachzugehen. Nimm dir dazu bitte genügend Zeit, um bei deiner Selbsterforschung auch deiner Intuition Raum zu geben. Unsere Intuition ist mit unserem inneren Wissen verbunden. Mitunter liegt dieses Potenzial sehr tief in uns verborgen – dann kann es schwierig sein, damit in Verbindung zu kommen. Den inneren Schritt dazu zu wagen bedeutet, mehr Eigenverantwortung zu übernehmen. Das kann sich sehr anstrengend anfühlen und wehtun. Zugleich aber birgt das Ergründen der eigenen Person die Chance, dass mit zunehmender Selbsterkenntnis auch Selbstachtung und -liebe wachsen und in den Vordergrund treten. Innere Unruhe und das Gefühl, beständig auf der Suche zu sein, können sich legen. Schuldzuweisungen an andere nehmen ab, weil du immer häufiger die Erfahrung machst, dass du in dir selbst alles finden kannst, was du brauchst.

In meiner langjährigen therapeutischen Praxis habe ich eine Art Kriterien-Katalog für verlassene Zwillis entwickelt. Im Folgenden nenne ich dir eine Reihe von Stichworten und Symptomen, die mich in meiner Praxis hellhörig werden lassen. Ich habe sie in fünf Bereiche unterteilt.

Vorausgeschickt sei noch einmal, dass ein erster zentraler Indikator für einen vorgeburtlichen Geschwisterverlust eine Zwischenblutung in der Schwangerschaft ist.

Kriterien zur Selbsterforschung

1. **Körperliche Symptome und Krankheiten**
   - Ich fühle mich oft energielos.
   - Bei mir wurden Zysten und Myome diagnostiziert.

- Ich leide an Unterleibsschmerzen.
- Ich habe oft diffuse Schmerzen in Gelenken und Wirbelsäule.
- Ich leide an Herzrhythmusstörungen.
- Ich habe eine oder mehrere Autoimmunerkrankungen.
- Ich habe eine Doppelanlage von inneren Organen.
- Ich leide an Hyperaktivität.
- Bei mir wurde ein Burnout diagnostiziert.
- Ich leide an Hauterkrankungen und/ oder -veränderungen (Neurodermitis, Schuppenflechte, Muttermale).
- Ich habe immer wieder Unfälle.
- Mein Immunsystem ist instabil.

2. Psychische Symptome

- Ich neige zu Autoaggression und Selbstverletzungen.
- Mein Essverhalten ist gestört.
- Ich empfinde oft eine unerklärliche Wut.
- Ich habe oft Schuldgefühle.
- Bei mir wurde das Asperger-Syndrom diagnostiziert.
- Ich fühle mich allein, obwohl ich ein stabiles soziales Umfeld habe.
- Ich habe Verlustängste bzw. die Angst, verlassen zu werden.

- Ich habe Suchttendenzen.
- Ich leide unter Kontrollzwang.
- Ich empfinde ständig eine latente Trauer.
- Ich leide unter unerklärlicher Todesangst und Todessehnsucht.
- Ich habe Angst, nicht zu genügen.
- Ich habe ein geringes Selbstwertgefühl.
- Ich leide unter Depressionen.
- Ich bin hochsensibel.
- Ich bin irgendwie immer auf der Suche.
- Ich fühle mich ruhelos.
- Ich kann meinen Körper, meinen Geist und meine Seele nur eingeschränkt spüren.
- Ich liebe Extremsportarten, bei denen ich körperlich und seelisch so richtig gefordert bin.
- Ich stehe nicht mit beiden Beinen im Leben, fühle mich nicht ganz in dieser Welt zu Hause.
- Ich bin irgendwie immer im Stressmodus, empfinde andauernden Leistungsdruck.
- Ich kann nicht abschalten, bleibe oft in einer Gedankenspirale hängen.
- Ich leide unter Schlafstörungen.
- Ich habe oft das Gefühl, mich für andere aufzuopfern oder zum Opfer anderer Menschen zu werden.
- Ich kreise oft um mich selbst, habe narzisstische Wesenszüge.
- Ich kann gedanklich problemlos »zwischen Himmel und Erde« unterwegs sein.

- Harmonie ist mir sehr wichtig, auch wenn dies auf Kosten meiner eigenen Gesundheit geht.

3. **Umgang mit anderen**

- Ich bin in meinem privaten und beruflichen Umfeld stark auf die Anerkennung anderer angewiesen.
- Ich sage oft Ja, obwohl ich lieber Nein sagen würde.
- Mit Kritik kann ich nicht gut umgehen.
- Nach außen wirke ich verständnisvoll und ruhig, obwohl ich innerlich ständig angespannt bin.
- Ich bin sehr fürsorglich.
- Es fällt mir schwer, eigene Interessen zu benennen.
- Ich fühle mich oft einsam.
- Ich fühle mich oft innerlich taub und emotionslos.

4. **Im Beruf**

- Ich habe oft das Gefühl, für zwei arbeiten zu müssen.
- Ich fühle mich oft nicht gehört und gesehen.
- Ich spüre meine Belastungsgrenze nicht.
- Ich fühle mich gemobbt.
- Ich bin eher Einzelkämpfer als Teamplayer.

- Ich arbeite zwar in einem Team, fühle mich diesem aber in keiner Weise verbunden.

5. **Beziehungen und Familie**

- Ich würde mit meinem Partner/meiner Partnerin am liebsten eins sein, und gleichzeitig kann ich mich nicht komplett auf ihn/sie einlassen.
- Den Gedanken, von meinem Partner/meiner Partnerin verlassen zu werden, kann ich kaum ertragen. Da ist es mir lieber, ich beende die Beziehung.
- Ich lebe zwar in einer festen Beziehung, aber es ist mir enorm wichtig, auch für andere Männer/Frauen attraktiv zu sein.
- Ich kann mich immer wieder neu verlieben, trotz meiner bestehenden Beziehung.
- Ich bin immer auf der Suche nach dem richtigen Zuhause; darum bin ich in meinem Leben schon oft umgezogen.
- Im Umgang mit Kindern tue ich mich schwer. Sie machen mich oft irgendwie aggressiv.
- Ich empfinde ein starkes Gefühl der Verantwortung für meine Familie.
- Es fällt mir sehr schwer, meinen Kindern Freiheiten einzuräumen, sie loszulassen.

Konntest du beim Durchlesen etliche der Aussagen für dich bejahen? Dann bist du möglicherweise ein überlebender Zwilli. Wie möchtest du mit dieser Vermutung nun weiter umgehen? Ich möchte dich dazu ermutigen, dem Thema weiter nachzugehen. Du kannst das vorgeburtliche Trauma, das du möglicherweise erlitten hast, als Entwicklungsaufgabe verstehen. Du kannst dich entscheiden, daran zu arbeiten, dieses Trauma aufzulösen, um in deinem Leben mehr Leichtigkeit und Freude zu gewinnen. Ich bin sicher: Es wird dir neue Horizonte eröffnen.

Warum du dir Hilfe suchen solltest

Hast du zu diesem Buch gegriffen, weil du selbst vermutest, ein überlebender Mehrling zu sein? Kommen dir die hier beschriebenen Schwierigkeiten vertraut vor?

Um deiner Vermutung weiter nachzugehen, solltest du dir fachlich kompetente Hilfe suchen. Dies gilt umso mehr, wenn du unter manifesten körperlichen oder seelischen Beschwerden leidest. Ein vorgeburtlicher Geschwisterverlust ist im Alleingang nicht ohne weiteres ausfindig zu machen. Du wirst dabei in Kontakt mit Energien kommen, mit deren Wirkkraft du allein möglicherweise überfordert sein wirst. Es dient deinem Schutz, wenn du dich von einem kompetenten Therapeuten oder einer Therapeutin begleiten lässt. Vielleicht musst du eine Weile suchen, um den richtigen Wegbegleiter zu finden. Doch es lohnt sich, Geduld zu haben, denn er oder sie wird an deiner Seite sein, um dich vor einem Rückfall in dein vorgeburtliches Trauma und den damit verbundenen Krisen zu bewahren.

Teil 2

Auf dem Weg zur Heilung des Traumas

Der vorgeburtliche Verlust eines Zwillingsgeschwisters ist ein Trauma. Teil 2 des Buches wird sich mit dem Weg zur Heilung dieses Traumas befassen. Überlebende Mehrlinge verfügen über jede Menge Ressourcen, die ihnen das Überleben ermöglicht haben. Du erfährst etwas über die Vor- und Nachteile dieser Ressourcen. Ich gewähre einen kurzen Einblick in Überlebensstile, Charaktereigenschaften und Fähigkeiten, die wir überlebende Mehrlinge uns unbewusst angeeignet haben und die uns das Leben ermöglicht haben. Anscheinend besitzen wir alle ein tiefes inneres Wissen, das uns trotz aller traumatischen Erfahrungen im Unterbewussten erhalten geblieben ist. Der Zugang dazu ist oftmals verschüttet, jedoch nicht komplett verloren gegangen.

Kapitel 5
Zugang finden zur Herz-Seelen-Ebene

Wenn Menschen sich nicht mehr spüren können, antriebslos, traurig, depressiv, wütend, betrübt, neurotisch etc. sind, dann sagen wir umgangssprachlich: Ihre Seele ist krank. Wir alle kennen seelische Verletzungen und können je nach geistiger und seelischer Widerstandskraft damit besser oder schlechter umgehen. Von Marie von Ebner-Eschenbach gibt es den Ausspruch: »Nicht was wir erleben, sondern wie wir empfinden, was wir erleben, macht unser Schicksal aus.« Welche seelischen Spuren das frühe Trauma bei einem überlebenden Mehrling auf der Seelenebene hinterlassen hat, ist wissenschaftlich kaum messbar.

Wenn ein Teil der Seele abgespalten ist

Häufig sind überlebende Mehrlinge reine »Kopfmenschen«. Ein Zugang zur Ebene des Herzens und der Seele ist ihnen oft nur schwer möglich. Sie sind auf dieser Frequenz gewissermaßen kaum erreichbar. Sie haben gelernt zu funktionieren. Ich vermute, dass das vorgeburtliche traumatische Erleben für den überlebenden Mehrling so heftig war, dass ein Teil seiner Seele abgespalten wurde und auf der feinstofflichen Ebene darauf wartet, sich wieder mit dem Überlebenden verbinden zu können.

In der Arbeit mit meinen Klienten erlebe ich wiederholt, dass der überlebende Zwilli sich nicht zugesteht, ein Leben in Fülle zu leben. Er benötigt die Erlaubnis des ungeborenen Geschwisters, um mit seinen tieferen Gefühlswelten in Verbindung treten zu können. Dazu braucht es in der Therapie neben Sorgfalt und Achtsamkeit auch eine gewisse Hingabe, Einfühlungsvermögen, Vertrauen, einen feinen Spürsinn sowie die Bereitschaft, mit dem tiefsten Inneren in Verbindung zu treten.

Aus all diesen Gründen ist eine Verlangsamung des gesamten therapeutischen Prozesses angebracht. Nur so können Körper, Geist und Seele den Beginn des Heilungsweges stressfrei erleben.

Zugang zu einer neuen Energie finden

Um meinen Klienten zu erleichtern, bei sich selbst anzukommen und Zugang zur Herz-Seelen-Ebene zu finden, fordere ich sie auf, mit wachen Sinnen, d. h. mit geöffneten Augen, beide Hände in Zeitlupe zur Herzgegend zu bewegen. Dort sollen sie sie verweilen lassen und beobachten, welche Gefühle, Bilder und körperlichen Wahrnehmungen bei ihnen spürbar werden. In der Regel wird durch diese Bewegung eine innige Körper-, Geist- und Seelenverbindung möglich.

Was du hier liest, mag für dich entspannt und leicht klingen. Für Menschen, die sich erstmals auf diesen Weg begeben, kann es sich jedoch wie ein Wagnis anfühlen. Es ist ein neuer emotionaler Prozess, der für viele eine große Herausforderung ist. Darum gilt: Weniger ist mehr. Zum Schutz vor körperlicher und emotionaler Überforderung unterbreche ich bei meinen Klienten gelegentlich den Prozess des Hinspürens auf Herz und Seele. Schließlich möchte ich in der Therapie kein erneutes Trauma auslösen. Es beeindruckt mich immer wieder, wie deutlich die Energie im Praxisraum sich während dieses ersten Schrittes verändert, wie sehr die Gesichtszüge sowie die gesamte Körperhaltung meiner Klienten sich entspannen. Wer diese inneren Schritte schon einmal durchlaufen hat, weiß, dass sich das Erleben nicht in Worte fassen lässt. Dann und wann höre ich von meinen Klienten: »Ich möchte in dieser Energie bleiben.« Damit ein überlebender Mehrling nicht abhängig von meinen therapeutischen Anregungen wird, lade ich ihn dazu ein, zukünftig selbst initiativ zu werden. Ich versichere ihm, dass er jederzeit die Möglichkeit hat, mit seinem inneren Wissen in Kontakt zu treten (und sich mit seinem inneren Zwilling zu verbinden). Von dem spanischen Diplomaten und Schriftsteller Salvador de Madariaga y Rojo ist das Wort überliefert: »Jeder Mensch trägt einen Kontinent unentdeckten Wesens in sich. Wohl dem, der sich zum Kolumbus der eigenen Seele machen kann.« Vielfach findet ein überlebender Zwilli auf seiner ganz persönlichen Entdeckungsreise ein Ritual für sich, das ihm auf seinem weiteren Lebensweg dient und mit zunehmender Auflösung des Traumas immer weniger benötigt wird. Dann und wann gebe ich meinem Klienten praktische Anregungen mit, die er auf Wunsch ausprobieren kann. Mehr dazu erfährst du in Teil 4. Manche der dort beschriebenen Praktiken unterstützen eher den generellen Zugang zum eigenen Inneren; andere erleichtern es, Zugang zur eigenen Spiritualität zu finden.

Die Themenbereiche Seele und Spiritualität liegen eng beieinander. Überlebende Mehrlinge sind daher mehrheitlich auch auf einer spirituellen Suche. Fraglich ist, ob sie sich intuitiv auf die Suche nach ihrem Seelenschicksal begeben.

Kapitel 6
Die spirituelle Ebene

Spiritualität hat nicht unbedingt etwas mit der Kirche oder anderen Formen von institutionalisierter Religion zu tun. Viele meiner Klienten erleben die »offizielle« Religion eher als drohend und angsteinflößend. »Ich glaube an etwas Größeres oder an eine Macht, die uns trägt«, formulieren einige, um deutlich zu machen, dass sie dennoch einen Gottesbezug haben. Oft geht es im therapeutischen Prozess auch darum, das eigene Gottesbild genauer zu erkunden, um innere Freiheit und inneren Frieden zu finden.

»Spiritualität« ist für mich mehr als ein Modewort. Wir finden sie in allen Kulturen. Und seit Menschengedenken stellen Menschen gleich welcher Kultur sich die Fragen: »Woher komme ich? Was ist meine Aufgabe in dieser Welt? Wohin gehe ich?«

Es gibt auf diese Fragen zu Lebzeiten keine letztgültigen Antworten. Ich persönlich bin überzeugt, dass es mehr Dinge zwischen Himmel und Erde gibt, als wir bis zum jetzigen Zeitpunkt wissen. Die wahre Größe dessen, was wir »das Göttliche« nennen können, ist mit den Mitteln unseres Verstandes nicht zu erfassen. Dennoch – oder vielleicht gerade deswegen – übt es eine große Anziehungskraft auf viele von uns aus. Wie weit liegt es in unserer Verantwortung, unseren göttlichen Kern zu entdecken, uns mit ihm zu verbinden und ihn in unseren Alltag zu integrieren, ohne andere zu missionieren? Das ist nur eine von vielen Fragen, die sich im Zusammenhang von Spiritualität stellen. Sie alle hier aufzuzählen würde den Rahmen dieses Buches sprengen.

Die spirituelle Dimension
Ich möchte stattdessen eine Definition des Begriffs **Spiritualität** versuchen. Dabei beziehe ich mich auf das Buch *Der achtsame Weg zum Selbstmitgefühl* des klinischen Psychologen Christopher Germer. Er formuliert es so, als sei Spiritualität mit dem reinen Menschenverstand nicht zu erfassen. Spiritualität ist eine überirdische Dimension in unserem Leben. Sie beinhaltet das Göttliche in unserem Leben und berührt dabei die Ebene der Seele. Spiritualität hat nach Germer zu tun mit den »… ungreifbaren, immateriellen Aspekte(n) unseres Lebens: Gott, Seele, Werte (Liebe, Frieden, Wahrheit)« oder der »Verbindung zu etwas Heiligem«. (Germer 2015, S. 141).
Mir ist darüber hinaus noch der Aspekt des »göttlichen Funkens« wichtig, der in jedem von uns steckt und unzerstörbar ist, ganz gleich, was uns im Leben widerfährt. Spiritualität ist nach meinem Verständnis eine der wichtigsten Ressourcen, über die wir verfügen. Menschen, die mit dieser nährenden und heilenden Dimension in Berührung kommen und den Kontakt aufrechterhalten können, gehen leichter durchs Leben. Neue Wege werden möglich.

Für mich ist der vorgeburtliche Geschwisterverlust bis heute ein Phänomen, das rein rational nicht zu erfassen ist. Nach meiner Auffassung hat das Thema eine spirituelle Dimension.

Das »Heilige« im Praxisraum

»Der sensible Mensch leidet nicht aus diesem oder jenem Grunde, sondern ganz allein, weil nichts auf dieser Welt seine Sehnsucht stillen kann.« Dieses Zitat von Jean-Paul Sartre geht mir durch den Kopf, als mir meine neue Klientin Eva S. gegenübersitzt. Die erfolgreiche Geschäftsfrau kommt zu mir, weil sie der tiefen Sehnsucht auf den Grund gehen möchte, die ihr Leben charakterisiert. Es ist eine unbestimmte Sehnsucht, die sie nicht zur Ruhe kommen lässt. Ich erlebe Eva S. als eine sehr feinfühlige und sensible Frau. Sich abzugrenzen fiel ihr schwer, und sie bewegte sich in Richtung einer Depression. Der vorgeburtliche Geschwisterverlust bestätigte sich bereits in unserer ersten Sitzung. Eva S. kommt dann noch mehrmals in die Praxis, um das Thema in einer geschützten Atmosphäre anzuschauen. Ihr vorgeburtliches Trauma kann sie lösen, indem sie zu dem verlorenen Geschwister, mit dem sie über Tage, Wochen oder Monate eng verbunden war, visuell Kontakt aufnimmt und sich liebevoll von ihm verabschiedet. Bei diesem Prozess begleite ich sie achtsam. Später berichtet sie mir, dass sie mit einem Gefühl von Gebor-

gensein und »etwas ganz Tiefem« in sich in Verbindung gekommen sei. Ihr Wissen um die bleibende spirituelle Bindung zu ihrem verlorenen Geschwister hat auch ihre tiefe Sehnsucht zur Ruhe kommen lassen. Heute kann sie sich ausmalen, wie ihr Leben wohl verlaufen wäre, wenn sie eine Zwillingsschwester hätte.

Wenn ich bei Klienten wie Eva S. innere Prozesse begleite, nehme ich etwas »Heiliges« im Praxisraum wahr. Mit dem Begriff »Heiliges« meine ich den sakralen Raum, der sich während des Heilungsprozesses im Inneren und Äußeren des Klienten bildet. Ihn wahrzunehmen und miterleben zu dürfen, ist auch für mich als Therapeutin ein kostbares Geschenk. Es berührt mich immer wieder aufs Neue, wie wenig es braucht, damit lösende und heilende Wirkkräfte in Gang gesetzt werden.

Die Selbstheilungskräfte des Menschen ermöglichen uns, immer wieder neue Lebensenergie und positive Visionen für unser Leben zu entwickeln. Jeder von uns verfügt über dieses Potenzial – es wartet nur darauf, dass wir mit ihm in Verbindung treten. Ein Heilungsweg ist nur möglich, wenn Menschen innerlich zu einem Neuaufbruch bereit sind. Mir ist sehr wichtig, dass ich keine Heilerin bin. Denn all das, was bei meinen Klienten passieren darf, ist möglich, weil *sie* diesen Weg gehen möchten und die dazu erforderlichen Ressourcen mitbringen. Ich verstehe mich als ihre Prozessbegleiterin.

Kapitel 7
Das Leben wollte dich: innere Ressourcen erschließen

Jeder von uns besitzt eine Vielzahl von Möglichkeiten, um mit dem eigenen Heilungspotenzial in Berührung zu kommen. Diese innere Weisheit ist immer da, auch wenn sie mitunter in Vergessenheit gerät oder durch krisenhafte Erfahrungen verschüttet wird. Wir können unsere innere Kraftquelle jedoch immer wieder freilegen und uns mit ihr verbinden. Dies zu wissen schenkt Hoffnung, Mut und neue Lebensenergie.

Die große Vielfalt unserer Ressourcen

Im therapeutischen Sinne werden als Ressourcen alle bewussten sowie unbewussten Fähigkeiten einer Person, ihre Stärken, Qualitäten, Neigungen, Begabungen usw. verstanden, also alles, was dieser Person im Leben hilft. Unsere Ressourcen begleiten uns durch gute und weniger gute Lebenssituationen. Im Idealfall sind wir jederzeit mit diesen Kraftquellen in Kontakt.

Ressourcen finden wir in unserem Inneren wie im Äußeren: Musik, das Alleinsein, Tanzen, vertraute Zweisamkeit, der Glaube, der Schein einer brennenden Kerze, wärmende Sonnenstrahlen auf der Haut, Schnee,

Fantasie, Zeit haben, Humor, Intuition, Schreiben, Lesen, Bewegung, in der Natur sein, Singen, Radtouren, Malen, Yoga, Gartenarbeit, Kochen, das Rauschen eines Baches, das Meer, der Sonnenauf- oder Sonnenuntergang, Vogelgezwitscher … die Liste lässt sich beliebig verlängern. Jede schöne und berührende Erfahrung kann zur Ressource werden und damit zum Bestandteil unseres inneren Reichtums. Ressourcen dienen unserer persönlichen Entwicklungsfähigkeit. Manchmal werden wir durch einschneidende traumatische Erlebnisse (vorübergehend) von unseren kraftspendenden körperlichen Empfindungen und Wahrnehmungen abgeschnitten, doch wenn wir Glück haben, begleiten sie uns das ganze Leben lang. Auf der seelischen Ebene vermitteln sie uns das Gefühl von Sicherheit. Damit fällt es uns leichter, ein stabiles Nervensystem, Gelassenheit, innere Ruhe sowie Vertrauen in uns selbst zu entwickeln. Ressourcen bilden den Nährboden für unsere geistige und psychische Widerstandskraft (Resilienz).

Die schützende Wirkung von Ressourcen

Ich vermute, dass der überlebende Mehrling das vorgeburtliche Trauma nur deshalb überleben konnte, weil er bereits in diesem sehr frühen Stadium seiner Entwicklung mit machtvollen Ressourcen ausgestattet war. Offenbar gab es schon im Leben vor der Geburt gesunde Kräfte, die dem sich entwickelnden Organismus ermöglichten, sich an die neue Situation nach dem Verlust des Geschwisters anzupassen, sich wieder geborgen zu fühlen, zu wachsen und zu gedeihen. Das könnte darauf hindeuten, dass wir bereits in einem sehr frühen Entwicklungsstadium sehr kreativ sind.

Den Klienten, die gemeinsam mit mir ihren vorgeburtlichen Geschwisterverlust verarbeiten, sage ich manchmal den Satz: »Das Leben wollte Sie/dich.« Oft reagieren meine Klienten darauf mit Verwunderung und Staunen. Es ist, als würden sie durch diese Aussage in eine andere Welt geholt. Manche berichten, dass es sich für sie wie ein »Wachwerden« anfühlte. Andere sagen: »Jetzt sehe ich klarer.« Was in diesen Augenblicken geschieht, ist komplex und nur schwer umfassend zu beschreiben. Ich begnüge mich hier daher damit, die spürbaren und sichtbaren Folgen zu beschreiben.

Wenn ich mit einem gewissen Nachdruck den Satz formuliere: »Das Leben wollte dich«, und während ich ihn ausspreche, halte ich Blickkontakt mit dem jeweiligen Klienten. Das ermöglicht eine erste spürbare Wirkung auf der Körperzellenebene. Der Augenkontakt vermittelt Orientierung und Sicherheit – nicht nur im Rahmen einer Psychotherapie. Schon Säuglinge brauchen neben der wärmenden, liebevollen körperlichen Verbindung auch den Augenkontakt der Mutter. Nur so können sie ein stabiles Nervensystem entwickeln.

In der Arbeit mit meinen Klienten besteht für mich der nächste Schritt darin, den Zwilli, der mir gegenübersitzt, nach seinen Ressourcen zu befragen. Auch wenn er oft nur zwei bis drei nennen kann, hole ich ihn damit innerlich auf eine andere Ebene. Die Gedanken gehen weg vom traumatischen vorgeburtlichen Geschehen. Körper, Geist und Seele dürfen sich in Richtung Entspannung bewegen. Die Klienten sind damit besser vor emotionaler Überflutung geschützt.

Hin und wieder erkundige ich mich in einem weiteren Schritt nach Personen, die außerhalb des Elternhauses wichtige Bezugspersonen für meine Klienten waren. Wer hat sie wahrgenommen? Wo haben sie Aufmerksamkeit und Nähe erleben dürfen? Oft werden die Großeltern, Geschwister, Nachbarn, Erzieherinnen, die Paten, der Onkel oder die Tante genannt. Solche Bezugspersonen vermitteln uns im Laufe unseres Heranwachsens das Gefühl von Sicherheit; das Gefühl, dass wir wichtig sind. Sie tragen so dazu bei, dass wir psychische Widerstandskraft entwickeln. Damit sind sie im Laufe unseres Heranwachsens eine wichtige Ressource – und vielleicht sind sie es auch dann noch, wenn wir längst erwachsen sind.

Immer wieder weise ich meine Klienten darauf hin, dass in ihnen nicht nur »Schwieriges« und Schmerzhaftes vorhanden ist, sondern auch ganz viel Gesundes. Allein die Tatsache, dass sie sich auf die Suche nach therapeutischer Begleitung gemacht haben, ist ein Indiz dafür. Wer sich in Therapie begibt, ist innerlich bereit, Prozesse der Veränderung zu durchlaufen. Auch diese innere Bereitschaft ist eine Ressource, die ich bei allen meinen Klienten (nicht nur den überlebenden Mehrlingen) explizit anerkenne und wertschätze.

Es kann eine große Herausforderung darstellen, sich mit der Bitte um Hilfe an einen Therapeuten zu wenden. Daher ist es zentral, dass der Klient die Beziehung zum Therapeuten als vertrauensvoll erlebt. Nur so wird Heilung möglich. Ich versuche Menschen immer so zu begleiten, dass sie mit ihren Themen so viel Raum wie nötig bekommen und zugleich so wenige Sitzungen wie möglich benötigen. Meine Klienten selbst sind die ersten und besten Experten für ihr Leben – auch das ist eine Ressource. Indem ich ihre Eigenverantwortlichkeit betone, verringere ich die Gefahr, dass sie von mir oder anderen Therapeuten abhängig werden. Gerade überlebende Mehrlinge haben eine unbewusste Tendenz, in Beziehungen zu anderen die symbiotische Verschmelzung zu suchen. Das gilt so lange, bis das vorgeburtliche Trauma gelöst wird.

Überlebensstrategien

Überlebende Mehrlinge haben – möglicherweise schon im Mutterleib – Strategien entwickelt, die sie befähigten, den Verlust ihres Geschwisters zu überleben. Nur so war ein weiteres Wachsen und Werden möglich. Den Begriff der Überlebensstrategie (oder des Überlebensstils) haben Dr. Laurence Heller und Aline LaPierre entwickelt, auf die ich im nächsten Teil dieses Buches noch zu sprechen kommen werde (Heller/LaPierre 2013, S. 58).

Es ist wichtig anzuerkennen, dass die frühen Überlebensstrategien – selbst dann, wenn sie sich im Erwachsenenalter als schädlich und destruktiv erweisen – einmal hilfreich waren. Damit waren auch sie eine Zeit lang Ressourcen. Wenn wir die alten Strategien zunächst einmal positiv anerkennen, wird es möglich, sie im Laufe der Therapie behutsam aufzulösen: Etwas, das lange gut für jemanden war, dient seinem oder ihrem Leben jetzt nicht mehr.

Das klingt einfacher, als es ist. In der Regel ist die frühe traumatische Erfahrung ebenso wie die Überlebensstrategien tief im Unterbewussten und auf der Körperzellenebene abgespeichert. Es gelingt dann erst nach und nach, mit diesen tiefen Ebenen des eigenen Seins in Verbindung zu kommen.

Solltest du selbst ein überlebender Mehrling sein, ist es also wichtig, dass du zunächst einmal deinen bisherigen Weg anerkennst und würdigst. Die Selbstwertschätzung, die du dir damit erweist, wirkt sich positiv auf dein gesamtes Empfinden aus. Es ist eine Anerkennung, die du nicht im Außen suchen musst, sondern in deinem Inneren findest. Und alles, was wir als inneren Reichtum in uns selbst entdecken und entwickeln, erweitert unsere Handlungsmöglichkeiten und fördert unseren Selbstwert. Wir werden unabhängiger von Komplimenten, Lob, Anerkennung und Bestätigung durch andere Menschen.

Aus der Trauma- und Hirnforschung ist bekannt, dass das Lösen von alten Denk- und Verhaltensmustern einen Einfluss auf unser Gehirn hat. Unsere Nervenzellen bilden neue Verknüpfungen, die Struktur unseres Gehirns verändert sich positiv. Die Wissenschaft spricht in diesem Zusammenhang von »Neuroplastizität«. Die Formbarkeit unseres Gehirns ermöglicht es uns, in unserem Leben immer wieder neue Wege einzuschlagen.

Teil 3

Therapeutische Möglichkeiten (und ihre Grenzen)

In diesem Teil des Buches möchte ich dir einige therapeutische Möglichkeiten und deren Grenzen vorstellen: Welche Wege können überlebende Mehrlinge gehen, um innerlich zu heilen? Jede Therapieform beinhaltet allerdings neben den Heilungschancen auch Grenzen. Und nicht jede Methode passt zu jedem Menschen.

Nach meiner Einschätzung ist die spirituelle Dimension ein wichtiger Faktor für eine gelingende Heilung. »Spirituell« heißt für mich nicht unbedingt »religiös«. Mir geht es eher um das Gefühl, sich in ein größeres Ganzes eingebunden zu fühlen, das allein mit dem gesunden Menschenverstand nicht zu erfassen ist.

Die Thematik des verlorenen Zwillings gehört für mich zu den Geheimnissen des Lebens. Insofern kann dieses Buch auch nur eine Annäherung sein. Vielleicht kennst du ja das wunderschöne Zitat von Albert Einstein: »Das Schönste, was wir erleben können, ist das Geheimnisvolle.«

Nicht von ungefähr wird es daher in diesem Buchteil auch um die feinstoffliche Begegnungsebene gehen. Du wirst erfahren, welche »Frequenzen« uns zur Verfügung stehen, um mit dem vorgeburtlichen Geschwisterverlust im Mutterleib in Berührung zu kommen.

Hildegard von Bingen schreibt der menschlichen Seele »ein vierfaches Flugvermögen« zu. Es umfasse »die Sinne, das Erkennen, das Wollen und die Einsicht«. Was die heilkundige mittelalterliche Mystikerin bereits wusste, kann heute noch als wichtige Voraussetzung für einen guten Heilungsweg betrachtet werden. Durch unsere Sinnesorgane besitzen wir ideale Voraussetzungen, um das Leben zu gestalten. Unser »Erkennen« und unsere »Einsicht«, also der Intellekt, ermöglichen uns, Dinge zu verstehen und Zusammenhängen auf die Spur zu kommen. Unser Wollen lässt uns den Wunsch nach Veränderung spüren.

Um das Trauma eines vorgeburtlichen Geschwisterverlusts zu lösen, bieten sich eine Reihe von Methoden an, die ich in diesem Teil des Buches vorstellen möchte. Allerdings ist nicht jede therapeutische Methode für jeden einzelnen Menschen gleichermaßen geeignet. Die Frage nach der richtigen Heilmethode muss jeweils individuell beantwortet werden. Unbedingt erforderlich sind das Verbundensein des Therapeuten mit dem Klienten, Mitgefühl, Empathie, Wohlwollen, Verständnis, Raum und Zeit.

Ich frage die Menschen, mit denen ich arbeite, zum Schluss jeder Sitzung gerne: »Was nehmen Sie heute aus der Sitzung für sich als bleibend mit?« Auf diese Weise kann mein Klient wesentliche Inhalte der Sitzung noch einmal Revue passieren lassen. Für mich impliziert dieses Nachfragen, dass ich weiß, in welcher Verfassung ich den Klienten verabschiede. Für ihn kann spürbar werden, dass der Weg in die Praxis und die therapeutische Arbeit sich gelohnt haben.

Die Grundlagen meiner therapeutischen Arbeit

Für meine therapeutische Praxis ist die US-amerikanische Sozialarbeiterin und Familientherapeutin Virginia Satir (1916–1988) eine wichtige Wegbereiterin. Sie gilt als Mutter der **systemischen Familientherapie**. Satir begleitete Familien und deren Angehörige, die einen komplexen familiären Hintergrund hatten, und fand dabei heraus, dass in Familiensystemen Kräfte wirken, die störend sein können. Mit der »**Familienskulptur**« entwickelte sie eine gruppentherapeutische Methode, um Dynamiken in Familiensystemen spür- und sichtbar zu machen. Die Mitglieder einer Familie oder Teilnehmer einer Therapiegruppe stellen sich dabei so im Raum auf, dass durch ihren Abstand zueinander, ihre Körperhaltung, ihre Gestik und Mimik die Beziehungen innerhalb der Familie deutlich werden. Die einzelnen Familienmitglieder (oder ihre Stellvertreter in der Therapiegruppe) werden dabei nach ihren Wahrnehmungen und Empfindungen befragt.

Die traumatherapeutische Arbeit nach Peter Levine ist ein weiterer wichtiger Pfeiler meiner Arbeit. Der US-amerikanische Biophysiker und Psychologe (geboren 1942) warf einen genaueren Blick darauf, wie Tiere in lebensbedrohlichen Situationen reagieren: Sie kämpfen, sie flüchten, oder sie stellen sich tot. Es sind ihre natürlichen Reflexe, die ihnen das Überleben ermöglichen. Ist die bedrohliche Situation vorüber, können Tiere den erlebten Stress, die Trauma-Energie, durch körperliches Zittern wieder lösen. Sie bleiben nicht nachhaltig traumatisiert. Levine fand heraus, dass auch unser menschliches Nervensystem über ein gesundes Potenzial zur Selbstregulierung verfügt, wenn wir als Traumatisierte achtsam durch heilende Prozesse begleitet werden. Die Transformation eines Traumas wird unser Befinden verbessern und unser Nervensystem wieder in entspannte Bahnen lenken. Levine entwickelte aus dieser Erkenntnis die Methode des »**Somatic Experiencing**« (SE). SE dient dem Auflösen von Schockerlebnissen. Der Klient soll beim SE schrittweise sein »Körpergewahrsein« steigern. Körperempfindungen, innere Impulse, innere Bilder und Emotionen werden acht- und wachsam aufgespürt. Der Klient bekommt auf diese Weise Zugang zu der in der traumatischen Erfahrung sozusagen »erstarrten« Körperenergie und kann diese in kleinen Portionen wieder lösen. So wird vermieden, dass er oder sie erneut von der traumatischen Erfahrung überwältigt (retraumatisiert) wird.

Der US-amerikanische Psychologe Laurence Heller entwickelte mit seiner Kollegin Aline LaPierre auf der Basis von SE seine **NARM-Methode** (NARM = NeuroAffective Relational Model, Neuroaffektives Beziehungsmodell). NARM konzentriert sich auf Entwicklungstraumata, also frühe, meist vorsprachliche Ereignisse, die sich störend auf die Entwicklung eines Menschen auswirken. NARM-Therapeuten helfen ihren Klienten dabei, eine gute Verbindung zu sich selbst herzustellen. Sie beobachten und begleiten ihre Klienten unter Einbeziehung von deren Ressourcen und körperlicher Wahrnehmung. Auf diese Weise wird das Nervensystem in die Lage versetzt, sich selbst zu regulieren. Die Klienten können damit mehr geistige und seelische Widerstandskraft sowie Lebensfreude entwickeln. Wahrnehmungsverzerrungen, hinderliche Selbstzweifel, ein Verharren in der Opferrolle und Autoaggressionen können ganzheitlich aufgelöst werden.

Bis vor wenigen Jahren haben ausschließlich erwachsene Überlebende eines vorgeburtlichen Geschwisterverlusts den Weg in meine Praxis gefunden. Heute kommen immer häufiger auch Eltern mit ihren Kindern, um ein vorgeburtliches Thema zu lösen. Vielfach nehmen Mutter und/oder Vater Kontakt mit mir auf, wenn das alltägliche Miteinander in der Familie, im Kindergarten bzw. in der Schule so mühsam und anstrengend geworden ist, dass sie sich keinen Rat mehr wissen.

Meist herrscht bei Eltern ein Unwissen über den vorgeburtlichen Geschwisterverlust ihres Kindes. Folglich haben sie auch keine Ahnung, welch gravierende Auswirkungen er für ihr überlebendes Kind haben kann. Sie melden sich, weil sie sich mit dem Kind überfordert fühlen oder nach Erklärungen suchen, warum ihr Sprössling von der Norm abweicht. Typische Fragen in dieser Situation lauten etwa:

- Warum kommt mein Kind nachts immer noch zu uns ins Bett? Wovor hat es Angst?
- Weshalb ist mein/unser Kind so wütend?
- Weswegen ist mein Kind so über-sensibel?
- Wieso spricht es mit imaginären Freunden und erzählt von ihnen?

Bei Erwachsenen wie Kindern nutze ich therapeutische Werkzeuge, die ich im Folgenden genauer beschreiben möchte.

Kapitel 8
Aufstellungsarbeit und NARM: eine fruchtbare Kombination

Die Kombination aus familientherapeutischer Aufstellungsarbeit und NARM hat sich in meinem Praxisalltag vielfach bewährt. Mithilfe der Aufstellungsarbeit lässt sich ein vorgeburtlicher Geschwisterverlust aufspüren. Dies allein reicht jedoch nicht aus, um das vorgeburtliche Trauma des überlebenden Mehrlings ganzheitlich aufzulösen. Hier stößt die reine Aufstellungsarbeit an ihre Grenzen.

Laurence Hellers und Aline LaPierres NARM-Modell legt den Fokus auf unser körperliches Erleben. Meines Erachtens bietet die noch relativ junge NARM-Methode unter Einbeziehung von SE-Elementen nach Peter Levine die notwendige Ergänzung zur Aufstellungsarbeit, um vorgeburtliche traumatische Erfahrungen aufzulösen.

Aufstellungsarbeit in der Seminargruppe

In meinen Seminaren stellt die Person, die ihr mutmaßliches Thema eines vorgeburtlichen Geschwisterverlusts anschauen möchte, Stellvertreter auf, also andere Seminarteilnehmer. Sie steht dabei nicht in ihrer eigenen Rolle, sondern beobachtet das Geschehen aus einer

Außenperspektive. In der Aufstellung entsteht etwas, das in Anlehnung an den britischen Biologen Rupert Sheldrake als »wissendes Feld« bezeichnet wird.

Das »wissende Feld«

Rupert Sheldrake geht von der Existenz sogenannter **»morphogenetischer Felder«** aus. Ein morphogenetisches Feld ist eine Art Grundmuster, das zum Beispiel bei der Entstehung biologischer Systeme wirkt. Es stellt eine Kraft zur Verfügung, die die Entwicklung eines Organismus so steuert, dass dieser in Aussehen und Verhalten anderen Mitgliedern seiner Spezies ähnelt.

Bei einer Familienaufstellung mit Stellvertretern entsteht ein Wissen, das nicht von den Teilnehmenden kommt. Beispielsweise haben sie Wahrnehmungen und Empfindungen, die zu den Personen gehören, die sie in der Aufstellung vertreten – ohne dass sie diese Personen kennen: Das »wissende Feld« hat sich eingestellt.

Möglicherweise sind wir im wissenden Feld mit dem universellen Wissen verbunden. Damit ist die spirituelle Dimension der Aufstellungsarbeit angesprochen. Denn woher dieses Wissen kommt und warum es sich einstellt, lässt sich nicht erklären. Wir sollten dieses Wissen, wenn es sich in der therapeutischen Arbeit zeigt, als Geschenk betrachten und mit größtem Respekt behandeln.

Die Außen-Position darf als Komfortzone angesehen werden. Andere Personen bewegen sich stellvertretend für den eigentlich betroffenen Menschen in den Energien des wissenden Feldes. Sie nehmen Gefühle, Bewegungsimpulse und Informationen mit allen Sinnen wahr und können sie benennen. Man spricht in diesem Kontext von »feinstofflichen Wahrnehmungen«. Auch lange zurückliegende Ereignisse sind dieser feinstofflichen Wahrnehmung zugänglich.

Die Bilder und Bewegungen, die in der Aufstellungsarbeit zutage treten, können uns im Innersten sehr tief berühren. »Weniger ist mehr« ist hier oberstes Gebot für denjenigen, der die Aufstellung anleitet. Meist finden die beiden Zwillingsseelen, die in einem frühen Entwicklungsstadium im Mutterleib unvorbereitet voneinander getrennt wurden, ihren gemeinsamen Heilungsweg von ganz allein.

Für die anderen Seminarteilnehmer sind die Seelenbewegungen der Aufstellung meist mit einem tiefen Mitfühlen verbunden. Sie begleiten in diesem Mitfühlen den Heilungsprozess. Das diskrete Begleiten der Gruppe ermöglicht einen sicheren und geschützten Rahmen. Den zarten und behutsamen Bewegungen der Zwillingsseelen wird Raum und Zeit gegeben, damit sie sich noch einmal miteinander verbinden können. Erst wenn es sich für den verlorenen Zwilling und den Überlebenden stimmig anfühlt, wird die Aufstellung beendet. Manchmal reicht diese Begegnung aus, und es bedarf keiner weiteren therapeutischen Maßnahmen. Falls es jedoch weitere Schritte braucht, gelangt die reine Aufstellungsarbeit an ihre Grenzen. Denn durch sie wird das vorgeburtliche Trauma nur sichtbar gemacht.

Ein Auflösen des frühen Traumas ist nur möglich, wenn die in Körper, Geist und Seele des Klienten gebundene Lebensenergie gelöst werden kann. Mitunter geschieht das spontan bereits in der Aufstellung. Ist dies nicht der Fall, kann die NARM-Methode einbezogen werden.

Wenn in mir das Gefühl aufkommt, dass es für den inneren Weg des Klienten zusätzlichen Schutz braucht, frage ich in der Runde nach, wer die Rolle der »Seelenhüter« übernehmen möchte. Die Person, die sich in diese Rolle stellen möchte, bitte ich dann, sich hinter den Klienten zu stellen und die Hände schützend auszubreiten, ohne jedoch den Klienten zu berühren. Beim Klienten wird ein entspanntes Ausatmen hörbar, und er kann sich gelassen auf seinem Stuhl zurücklehnen. Die Hüter der Seele gewähren einen zusätzlichen energetischen Schutz. Ihre Anwesenheit gewährt eine weitere positive Prozessunterstützung. Es entsteht das Gefühl von Sicherheit. Darüber hinaus vertraue ich als Seminarleiterin darauf, dass eine höhere Instanz uns durch die Seminartage trägt.

Ein sachtes und liebevolles Einander-Loslassen der beiden Zwillings-Repräsentanten bahnt sich durch ihre inneren Impulse an. Diesen Prozess kann ich durch verschiedene Aussagen unterstützen. Eine Variante, die das verlorene Geschwister spricht, könnte wie folgt lauten: »Es war schön, sich noch einmal mit dir zu verbinden. Jetzt nehmen wir uns die Zeit, um uns auf eine behutsame Weise zu verabschieden. Ich weiß, es war schlimm für dich, dass du damals allein im Mutterleib zurückbleiben musstest. Auch wenn wir so schnell getrennt wurden, unsere seelische Verbindung wurde nicht unterbrochen, und sie wird auch jetzt weiterhin bestehen bleiben. Ich bin in der anderen Welt, und deine Bestimmung ist, dass du als Erdling einen gesunden Lebensweg gehen darfst. Wir können trotzdem verbunden bleiben. Du bist du, und ich bin ich.« Auf diese Weise wird betont, dass es sich hier um zwei unterschiedliche Individuen und deren Energien handelt, die in unterschiedlichen Welten existieren. Um dies für den überlebenden Zwilli noch deutlicher sicht- und spürbar zu machen, stelle ich einen weiteren Stellvertreter dazu. Er nimmt die Rolle der Orientierung ein. Er sagt zum überlebenden Zwilling: »Die Seelenenergie des verlorenen Zwillings weilt in der geistigen Welt, und deine als überlebender Zwilling ist hier auf der Erde zu Hause.« Es kommt vor, dass der Satz mehrmals gesagt werden muss, damit er beim Überlebenden auf der Herz-Seelen-Ebene wirken kann. Im Anschluss daran schenkt der verlorene Zwilli seinem auf der Erde wohnenden Zwilling einen Segen. Und er lässt ihn wissen, dass den Überlebenden keine Schuld für das trifft, was sich damals im Mutterleib ereignete. Verlassene Zwillinge erleben dies als Befreiung. Meist haben sie enorme Schuldgefühle und fühlen sich dafür verantwortlich, dass ihr Geschwister sie verlassen hat. Der Segen des verlorenen Zwillis scheint richtungsweisend für das irdische Leben des überlebenden Zwillings zu sein. Was er sich bisher nur eingeschränkt zugestanden hatte, wirkt nun wie eine Wende in Richtung eines inneren Friedens und eines Lebens in Fülle und Gesundheit. Positive Entwicklungsschritte werden möglich. Gelegentlich runde ich den Prozess mit dem irischen Segensgruß »Möge die Straße uns zusammenführen (...) und bis wir uns wiedersehen, halte Gott dich fest in seiner Hand (...)« ab. Mit diesem Akzent möchte ich eine zusätzliche spirituelle Verbindung und Dimension vermitteln.

Gegen Ende der Aufstellung wird der Stellvertreter aus seiner Rolle entlassen. Ich frage den überlebenden Zwilling, ob er sich vorstellen kann, selbst seinen Platz in der Aufstellung einzunehmen. Wenn er dies bejaht, lade ich ihn ein, in die Aufstellungsenergie einzutreten und sich seinem Stellvertreter gegenüberzustellen. Beide reichen einander die Hände, und der verlassene Zwilling dankt seinem Stellvertreter für alles, was dieser für ihn gespürt und wahrgenommen hat. Danach sagt er zu seinem Stellvertreter: »Du bist wieder ganz du, ich entlasse dich aus deiner Rolle.« Der verlassene Zwilling steht nun selbst in seiner Rolle. Er schaut zu seinem verlorenen Zwilling und achtet dabei auf seine körperlichen und emotionalen Reaktionen. Indem er diese Reaktionen beschreibt, erfahre ich, ob ihm noch irgendetwas fehlt, bevor die Aufstellung beendet wird.

Es kommt vor, dass das Seelenbild, das sich im wissenden Feld zeigt, dem überlebenden Zwilli für seinen weiteren inneren Weg ausreicht. Wenn es sich für den

Zwilli stimmig anfühlt, wird ein Abschlussritual vorgenommen. Die übrigen Stellvertreter werden aus ihren jeweiligen Rollen entlassen.

Kapitel 9
Vorgeburtlicher Geschwisterverlust als Entwicklungstrauma

Laurence Heller und Aline LaPierre stellen die NARM-Therapie in ihrem Buch *Entwicklungstrauma heilen* vor. Sie sprechen dort auch von pränatalen Traumata und deren Auswirkungen auf das werdende Leben. Aus wissenschaftlichen Untersuchungen ist uns bekannt, dass eine heranreifende Leibesfrucht, wenn sie sich in einer bedrohlichen Situation befindet, in einen Zustand der Erstarrung verfällt und sich zurückzieht (Heller/LaPierre 2013, S. 187). Der Tod eines Zwillingsgeschwisters im Mutterleib ist wohl die früheste Form eines Entwicklungstraumas.

Nach Heller und LaPierre wirkt sich frühes traumatisches Erleben »auf den Körper, das Nervensystem und die sich entwickelnde Psyche« aus (Heller/LaPierre 2013, S. 183ff.).

Leben im Schatten des Traumas

Überlebende Mehrlinge kommen sehr wahrscheinlich bereits mit einem hochsensiblen Nervensystem auf die Welt. Sie brauchen deshalb oft mehr beruhigende Zuwendung seitens ihrer Bezugspersonen als andere Babys.

Ein Säugling ist nicht in der Lage, sich allein zu beruhigen. Dazu braucht es die Aufmerksamkeit der Mutter oder einer anderen liebevollen Person. Bekommt das Kind diese Aufmerksamkeit, kann es Vertrauen in die Welt und eine gesunde Resilienz entwickeln. Wird es hingegen allein gelassen, wenn es weint, kommt es zu einer Abspaltung der eigenen Gefühle und Bedürfnisse, die die weitere Entwicklung beeinträchtigt.

Dennoch finden auch solche Kinder meist ihren Weg durch das Leben. Sicherlich deshalb, weil in jedem Menschen mehr gesunde Ressourcen stecken, als wir ahnen. Darüber hinaus entwickelt jeder von uns unbewusst bestimmte Überlebensmuster – Strategien, die uns dabei helfen, schwierige Situationen zu überstehen oder zu vermeiden. Für früh traumatisierte Menschen gilt dies in besonderem Maße. Weil sie ihre eigenen Bedürfnisse bereits in einem sehr frühen Entwicklungsstadium abgespalten haben, finden sie später oft nur schwer Zugang zu ihnen. Sie können sich folgerichtig auch nicht gut gegen die Ansprüche anderer Menschen abgrenzen. Ihr Leben empfinden sie als fremdbestimmt, sie nehmen sich häufig als Opfer der Umstände oder anderer Menschen wahr.

Normalerweise tragen unsere Überlebensmuster uns eine ganze Zeit lang durch unser Leben – bis zu dem Punkt, an dem sie nicht länger tragfähig sind. Dies kann sich an körperlichen oder seelischen Erkrankungen zeigen. Früh traumatisierte Menschen empfinden oft ein Gefühl von stetiger Bedrohung. Sie finden keine innere Ruhe. Ihr Nervensystem befindet sich in einem Zustand dauernder Erregung. In der Fachsprache wird dies als »Global High« (GH) bezeichnet. Darüber hinaus kann es sein, dass sie in ihrem natürlichen Kampf- und Fluchtverhalten gebremst sind. Sie bleiben in gefährlichen Situationen wie hilflos stecken. Wenn alles zu viel wird, dissoziieren sie. Das heißt, sie erleben sich nicht mehr vollständig, stehen gewissermaßen neben sich und sehen unter Umständen wie aus einer Außenperspektive, was mit ihnen geschieht. Die Dissoziation schützt uns vor seelischer Überforderung: Bestimmte Inhalte unseres Erlebens sind uns dann nicht zugänglich.

Früh traumatisierte Menschen entwickeln unter Umständen eine Tendenz zur Selbstverletzung (Autoaggression) und/oder eine unangemessene Wut gegen andere. Sie sind gefangen in einer Gefühlsspirale, aus der es keinen Ausweg zu geben scheint. Darum empfinden sie oft nur wenig Lebenskraft, geschweige denn Freude am Leben.

Die Traumaforschung hat hilfreiche therapeutische Instrumente entwickelt, die dabei helfen, aus der Spirale des traumatischen Empfindens auszusteigen. Unser wandlungs- und entwicklungsfähiges Gehirn hilft uns dabei, aus festgefahrenen Bahnen auszusteigen. So können schon kleine Veränderungen dazu beitragen, das Leiden früh traumatisierter Menschen zu lindern.

Ziel der NARM-Methode ist es, traumatisierte Menschen wieder mit ihren eigenen Gefühlen in Kontakt zu bringen und zu ermöglichen, dass sie sich selbst und ihren Körper besser spüren. Heller und LaPierre sprechen in diesem Zusammenhang von »Spürbewusstsein« (Heller/LaPierre 2013, S. 47). Je stärker dieses Spürbewusstsein sich entwickelt, desto mehr kann das dauererregte Nervensystem zur Ruhe kommen. Entspannung stellt sich ein, was zu mehr Leichtigkeit, neuer Lebensenergie und -freude sowie Unternehmungslust führt. Die geistige und körperliche Widerstandskraft wird gestärkt.

Die NARM-Methode ist bei der Begleitung von überlebenden Mehrlingen sehr hilfreich. NARM ist ein ressourcenorientierter Ansatz. Heller und LaPierre bauten bei seiner Entwicklung auf unterschiedlichen psychotherapeutischen, Meditations- und Selbsterfahrungsmethoden auf. Unter anderem knüpften sie auch an das Wissen von Dr. Peter Levine an. Wie du bereits gelesen hast, entwickelte er »Somatic Experiencing«, ein therapeutisches Instrument, um Schockerlebnisse aufzulösen. Die Philosophie des Ansatzes ist, Menschen mit ihren bereits vorhandenen gesunden körperlichen Wahrnehmungen in Verbindung zu bringen, um mehr Lebensqualität zu erreichen. Die durch traumatische Erfahrungen verzerrte Wahrnehmung wird gewissermaßen geradegerückt.

Die junge Studentin Dana kommt sehr aufgebracht zum ersten Sitzungstermin. Sie erklärt mir, dass sie seit langem eine enorme Wut in sich spürt. Damit sie mehr

Abstand von ihrem spürbaren Ärger gewinnt, frage ich Dana nach ihren Ressourcen. Auf diese Weise gelingt es mir, ihr Nervensystem in eine entspanntere Balance zu bringen. Als ich sie anschließend nach ihren körperlichen Empfindungen frage, sagt sie, dass sie tiefer und ruhiger atmen könne. Ihr starrer Blick hat sich gelöst; ihre Gesichtszüge sind erkennbar weicher geworden. Als ich ihr meine Wahrnehmung spiegele, lächelt sie und lehnt sich noch entspannter auf ihrem Stuhl zurück. Erneut frage ich die junge Frau, welche körperlichen und emotionalen Veränderungen sie spüren kann. Dieses Mal antwortet sie, dass der Druck im Brustbereich, den sie vorher fast nicht ausgehalten habe, fast aufgelöst sei. Außerdem nimmt sie ein Kribbeln zunächst in ihren Füßen, dann in den Beinen, später im Bauch und in ihren Händen wahr. Ich erkläre Dana, dass dieses Kribbeln ein Ausdruck dafür ist, dass sich traumatische Energie in ihrem Körper auflöst. Es ist also eine gute Reaktion ihres Körpers. Ich versichere ihr, dass ich für sie da bin und auch im Folgenden an ihrer Seite bleiben werde. Bei dieser Aussage bekommt sie feuchte Augen, und Tränen laufen über ihre Wangen. Ich frage sie, was sie so berührt hat. Dana schaut mich an und meint, das kenne sie nicht, dass jemand für sie da sei. Ihr suchender Blick lässt mich ihre Bedürftigkeit sowie ein frühes Trauma ahnen. Sie wird kurz nachdenklich und sagt, nun könne sie sich selbst als kleines Mädchen sehen. Ihre Eltern seien immer viel beschäftigt gewesen und hätten wenig Zeit für sie gehabt. »Einmal haben sie mich zu den Großeltern gebracht und wollten mich am Abend wieder dort abholen kommen. Sie sind nicht gekommen. Ich konnte nicht einschlafen, habe geweint und sehr lange am Fenster gestanden. Sie hatten doch gesagt, dass sie kommen würden. Stattdessen musste ich drei Wochen bei meinen Großeltern bleiben. Später habe ich erfahren, dass meine Eltern nach Spanien in Urlaub gefahren waren.« Im weiteren Verlauf der Sitzung gebe ich Dana die Gelegenheit, ihrer Empörung über diese Erfahrung Raum zu geben. Zugleich bitte ich sie immer wieder, auf ihre körperlichen Empfindungen zu achten. Ihre Wut verwandelt sich dadurch in ein Aha-Erlebnis, und die Trauma-Energie wird zunehmend aufgelöst. Infolgedessen kann Dana sich immer besser in ihrem Körper spüren. Sie hat heilende Schritte getan. Ich drücke meine Wertschätzung darüber aus, dass sie sich auf diesen Prozess einlassen konnte. Sie erwidert: »Ich fühle mich, als wäre ich ein anderer Mensch.«

Im weiteren Verlauf von Danas Therapie konnten wir auch ihr Mehrlingstrauma bearbeiten und auflösen.

Ressourcen in der therapeutischen Praxis

Beim ersten Gespräch mit einem neuen Klienten frage ich immer nach Vorlieben, Hobbys etc. Von dort aus lassen sich Stärken, Fähigkeiten, positive Eigenschaften des Menschen benennen, der mir gegenübersitzt, kurz:

seine Ressourcen. Wichtig ist mir auch herauszufinden, wie gut mein Gegenüber sich Dinge vor seinem inneren Auge vorstellen kann. Ein gut ausgeprägtes Visualisierungsvermögen ist eine Art Eintrittskarte für den therapeutischen Prozess. Ich lade meine Klienten häufig dazu ein, sich bestimmte Dinge oder Situationen vorzustellen. In der Regel gelingt dies hervorragend. Auf diese Weise können verlassene Zwillinge auch Kontakt zu ihrem verlorenen Geschwister aufnehmen.

Während meine Klienten etwas visualisieren, beobachte ich genau, welche Veränderungen spürbar werden, und ich höre auf das, was er oder sie sagt. Für mich kommt es darauf an zu spüren, an welchem Punkt mein Gegenüber mehr Raum und Zeit benötigt, um in den körperlich-geistig-seelischen Prozess der Veränderung in einem gesunden Maß einzutauchen.

Um zu verhindern, dass mein Klient zu tief eintaucht und dabei womöglich emotional überflutet wird, beziehe ich die zuvor ermittelten Ressourcen ein. Nehmen wir einmal an, ein Klient hätte die Farbe Orange als seine Lieblingsfarbe benannt. Ich kann ihn nun bitten, sich die Farbe vorzustellen und gleichzeitig zu beobachten, welche körperlichen und/oder emotionalen Veränderungen er bei sich selbst wahrnimmt. Gelegentlich zeigen sich diese Veränderungen in Form eines hörbaren Grummelns im Bauch. Das zeigt an, dass beim Klienten der Vagusnerv aktiv ist, der Klient also in Richtung Entspannung unterwegs ist.

Warum wir einen starken Vagusnerv brauchen

Der **Vagusnerv** wird auch zehnter Hirnnerv genannt. Er ist daran beteiligt, die Tätigkeit vieler innerer Organe zu regulieren, kontrolliert beispielsweise die Atmung und Herzfrequenz oder die Ausschüttung von Verdauungssäften. Der Vagusnerv wird auch »Entspannungsnerv« oder »Heilungsnerv« genannt. Ein starker Vagusnerv bewirkt, dass wir uns nach Stress gut erholen können und wenig anfällig für Entzündungen, aber auch negative Emotionen sind.

Vielleicht lachst du jetzt, aber ich freue mich immer, wenn meine Klienten anfangen zu gähnen. Denn auch dies zeigt an, dass sie sich in einen Zustand der Entspannung hineinbewegen. Lassen meine Klienten mich dann noch wissen, dass sie ein Kribbeln in der Kopfhaut spüren, dann sage ich zu ihnen: »Sie haben einen intelligenten Körper. Jetzt wird eine Festplattenerweiterung in Ihrem Kopf möglich.« Dabei grinse ich, woraufhin meine Klienten meist anfangen zu lachen.

Das Kribbeln kann auch in den Füßen, Beinen, Armen oder im Rumpf auftreten. Es ist ein Hinweis darauf, dass ein Trauma sich auf der Ebene der Körperzellen aufzulösen beginnt. Wir spüren dann ganz unmittelbar eine positive körperliche Auswirkung. Meine Klienten berichten oft, dass sie nach einer Sitzung das Gefühl hatten, klarer sehen zu können oder Farben intensiver wahrnahmen. Auch ihr Sichtfeld empfanden sie als vergrößert. All das sind Hinweise darauf, dass der Prozess der Heilung begonnen hat. Schritt für Schritt kann nun unter fachkundiger Begleitung an der weiteren Auflösung des Traumas gearbeitet werden.

Heilung findet jenseits der Sprache statt

Wenn ich die Vermutung habe, dass ein Klient, eine Klientin ein überlebender Mehrling sein könnte, bin ich sehr zurückhaltend mit dieser Resonanz in mir. Um meine Vermutung anzusprechen, wähle ich einen äußerst achtsamen, taktvollen und wertschätzenden Weg, um zu vermeiden, dass ich meinen Klienten in eine bestimmte Richtung beeinflusse: Ich setze sogenannte »Bodenanker« ein, um zu sehen, auf welches Thema es beim Klienten die stärkste innere Resonanz gibt. Mehr zur Arbeit mit Bodenankern findest du im nächsten Kapitel.

Falls sich meine Vermutung bewahrheitet oder Klienten von vornherein mit der Zwillingsthematik zu mir kommen, bringe ich Somatic Experiencing (SE), NARM und die Visualisierungsarbeit zum Einsatz. Die Kombination dieser drei Ansätze hat sich in den Einzelsitzungen mit überlebenden Mehrlingen sehr bewährt. Zur Visualisierung des verlorenen Zwillings setze ich meist einen Teddybär ein, der ein, zwei Meter vom Klienten entfernt, jedoch in dessen Sichtfeld platziert wird. Ich lade den Klienten dann ein, sich vorzustellen, dass der Teddy für das verlorene Geschwister steht, mit dem zusammen er im Mutterleib war. Um eine emotionale Überflutung zu verhindern, soll der Klient nur vorsichtig und kurz Blickkontakt zu seinem verlorenen Zwilling aufnehmen. Nehme ich wahr, dass der Klient in Resonanz mit seinem verlorenen Geschwister treten kann, setze ich die NARM-Technik ein: Ich bitte den Klienten, mir zu schildern, was er körperlich und emotional spürt. Seine Rückmeldungen geben mir Auskunft darüber, wie gut der Klient sich körperlich spüren kann. Wenn ich bei wiederholten Rückmeldungen feststelle, dass der Kontakt des Klienten zum eigenen Körper sich intensiviert, ist dies ein Indiz dafür, dass die Trauma-Energie sich auflöst: Das Nervensystem meines Klienten ist jetzt wieder besser in der Lage, sich selbst zu regulieren; Entspannung ist einfacher möglich.

Sobald es darum geht, eine Überforderung des Klienten zu vermeiden und intensive therapeutische Prozesse zu entschleunigen, setze ich Elemente des SE ein. Ich gehe gemeinsam mit dem Klienten nur in kleinen Schritten voran (Levine nennt dies »Titration«). Es ist nicht ganz einfach, dieses therapeutische Vorgehen in Worte zu fassen. Heilung findet in einem Bereich statt, der außerhalb unserer Sprache liegt. Die Stille, die sich in den Therapiesitzungen immer wieder einstellt, aber auch die Tränen meiner Klienten bezeugen ihr inneres Berührtsein, ohne dass sie darüber sprechen könnten oder müssten.

Kapitel 10
Worum geht es eigentlich? Die Arbeit mit »Bodenankern«

Ein verlorener Zwilli lässt sich auch mithilfe von »Bodenankern« ausfindig machen. Sie funktionieren ähnlich wie die Personen in der Aufstellungsarbeit. Statt lebender Menschen, die im Raum stehen, werden hier Zettel genutzt, die auf den Boden gelegt werden. Sie sind mit einem bestimmten Thema und/oder dem Namen einer Person beschriftet oder bleiben unbeschrieben. Die Bodenanker-Technik eignet sich gut für den Einsatz in der Einzeltherapie. Wie bei einer Aufstellung kann man durch Bodenanker in Kontakt mit dem »wissenden Feld« gelangen. Sie helfen also, für den Klienten bisher unzugängliches Wissen zu erschließen – etwa einen vorgeburtlichen Geschwisterverlust. Ich biete diese subtile Erkundungsmöglichkeit häufig dann an, wenn in mir die Vermutung anklopft, dass mir ein überlebender Mehrling gegenübersitzt. Diese Vermutung spreche ich erst einmal nicht explizit aus, um meinem Klienten ein neutrales Hinschauen zu ermöglichen.

»Bodenanker« in der Einzeltherapie

In der Regel bitte ich meine Klienten zu Beginn einer Therapie, mir einfach nur ausführlich von sich zu erzählen. Auf diese Weise kann ich mir ein erstes Bild von dem Menschen machen, der mir gegenübersitzt, ohne ihn in eine bestimmte Richtung zu lenken. Nach einer gewissen Zeit schlage ich vor, diverse Themen mithilfe von Bodenankern anzuschauen, und zwar in Form einer verdeckten Aufstellung, bei der die Blätter nicht beschriftet werden. Ich verwende dazu meist drei bis vier DINA-4-Blätter. Bevor sie im Praxisraum auf den Boden gelegt werden, »impfe« ich gedanklich jedes Blatt mit einem anderen Thema, das ich im Laufe des Gesprächs mit meinem Klienten herausgehört bzw. -gespürt habe. Dazu halte ich das Blatt für wenige Sekunden in den Händen und sage innerlich: »Dich lege ich für das Thema …, dich lege ich für das Thema ... hin.« Dieses Ritual praktiziere ich für alle Blätter, bis die drei oder vier Themen im Raum verteilt liegen.

Im Anschluss daran bitte ich den Klienten, sich auf die einzelnen Blätter zu stellen. Auf den Blättern werden für ihn unterschiedliche körperliche und/oder emotionale Wahrnehmungen spürbar. Ich notiere mir jeweils, was der Klient zu den einzelnen Blättern sagt. Im Anschluss daran entscheidet er, mit welchem verdeckten Thema er weiterarbeiten möchte. Erst dann lasse ich ihn wissen, womit ich die scheinbar leeren Blätter gedanklich »geimpft« hatte. Es ist wichtig, dass der Klient stets alle zur Verfügung stehenden Themen genannt bekommt.

Wenn ein Klient die stärkste Resonanz beim Blatt mit dem Thema des verlorenen Zwillings empfindet, taste ich mich mit ihm ganz behutsam heran. Er wird von mir nie sofort erfahren, dass das Blatt X für einen vorgeburtlichen Geschwisterverlust steht. Vielmehr frage ich beispielsweise: »Haben Sie Ihre Mutter mal gefragt, wie ihre Schwangerschaft mit Ihnen war?« So erfahre ich, ob es im Laufe der Schwangerschaft Komplikationen oder Zwischenblutungen gab – wichtige Indizien für einen vorgeburtlichen Geschwisterverlust. Oft frage ich meine Klienten auch: »Wissen Sie, wie Ihre Eltern Sie als Säugling erlebt haben?« oder »Gibt es in Ihrer Herkunftsfamilie Zwillinge?«, denn ich stelle immer wieder fest, dass das Thema des vorgeburtlichen Geschwisterverlustes in manchen Familien mehrfach und über mehrere Generationen auftritt.

Im Grunde ist die Bezeichnung »Bodenanker« für diese subtile Arbeit viel zu plump. Für mich sind Bodenanker feinstoffliche Themenfinder. Immerhin treten wir mit ihrer Hilfe mit nicht sichtbaren Energien in Verbindung. Wo ich das Gefühl habe, dass »feinstofflich« für einen Klienten zu esoterisch klingt, spreche ich häufig nur von »Themenfindern«.

Ich möchte an dieser Stelle davon abraten, die Arbeit mit Bodenankern oder eine andere Form der Aufstellungsarbeit ohne fachkundige Begleitung selbst auszuprobieren. Die Auswirkungen der Energien, die dabei freigesetzt werden, sollte man nicht unterschätzen. Falls du also der Frage nachgehen möchtest, ob du selbst ein überlebender Mehrling bist, rate ich dir dringend, dies im Rahmen einer Einzeltherapie oder eines professionell geleiteten Seminars zu tun. So vermeidest du die Gefahr einer seelischen Überforderung oder eines erneuten Traumas.

Kapitel 11
Auf der Suche nach dem verlorenen Geschwister: die therapeutische Arbeit in der Praxis

Meine langjährige Bekannte Fatima hast du bereits in Kapitel 3 kennen gelernt. Fatima kam zunächst nach dem Tod ihrer Mutter zu mir in die Einzeltherapie und dann noch einmal einige Zeit danach. Ich vermutete, dass sie ein überlebender Mehrling war, wollte das Thema aber in der Einzeltherapie nicht weiterverfolgen, sondern riet Fatima dazu, ihr Anliegen im Rahmen eines Seminars mithilfe einer verdeckten Aufstellung anzuschauen. Außer Fatima, mir selbst und meinem Lebenspartner Herbert Kunz, mit dem ich diese Seminare leite, wusste zunächst niemand im Seminar von Fatimas Mehrlingsthema. Sie suchte eine Stellvertreterin für sich selbst und eine für ihr Anliegen aus. Beide Frauen stellte sie nach ihrem eigenen inneren Empfinden auf. Fatimas Stellvertreterin richtete ihren Blick auf die Person, die für das Thema des verlorenen Zwillings dastand. Diese Frau setzte sich langsam auf den Boden. Für die richtige Fatima, die neben mir saß, war allein diese kleine Bewegung sehr berührend – für mich ein Indikator dafür, dass wir langsam und vorsichtig vorgehen mussten. Fatimas Körper, Geist und Seele durften nicht überfor-

dert werden. Ich spürte, dass Fatimas Anspannung zunahm und sie dabei war, den Kontakt mit sich selbst zu verlieren. Daher entschloss ich mich, den inneren Prozess zu verlangsamen. Fatima sollte keinesfalls durch das Aufstellungsgeschehen retraumatisiert werden. Ich fragte sie nach ihren Kraftquellen. Auf diese Weise wurde ihre Aufmerksamkeit vom Aufstellungsgeschehen weggelenkt – im SE wird diese Technik als »Pendeln« bezeichnet. Zusammen mit meiner Zusicherung, sie im therapeutischen Prozess nicht allein zu lassen, half es Fatima dabei, sich innerlich zu stabilisieren. Etwas später unterbrach ich den Aufstellungsprozess noch einmal kurz und bat Fatima, mir zu sagen, wo in unserem Seminarraum sie die Farbe Rot entdecken konnte. Auch dies diente dazu, ihre Aufmerksamkeit vom Aufstellungsgeschehen weg auf etwas anderes zu lenken, damit ihr angespanntes Nervensystem sich kurz erholen konnte. Insgesamt führten diese Momente der Verlangsamung dazu, dass Fatima sich zunehmend entspannte. Immer wieder fragte ich sie nach ihrem körperlichen Empfinden. Ihre Antworten zeigten mir, dass sie ihren Körper wieder besser spürte. Die Regulierung ihres Nervensystems hatte ihr dabei geholfen, wieder mehr mit sich selbst in Kontakt zu kommen.

Wenn ich bemerke, dass ein Klient durch den angestoßenen inneren Prozess überfordert ist, stoppe ich die Aufstellungsarbeit und nutze Techniken aus der Traumatherapie. Prozesse zu verlangsamen ist ein zentrales

Element bei der Auflösung der traumatischen vorgeburtlichen Erfahrung.

Nach und nach spürte Fatima ein Kribbeln zunächst in den Füßen, danach in den Armen und später auch im Rumpf – ein Hinweis darauf, dass ihr Trauma sich aufzulösen begann. Um der hochsensiblen Frau weiterhin ein umfassendes Gefühl der Sicherheit zu vermitteln, bat ich sie, sich vorzustellen, dass die übrigen Gruppenmitglieder als »Seelenhüter« für sie da waren. Nachdem sie innerlich wieder Boden unter den Füßen hatte, setzten wir den gemeinsamen Aufstellungsprozess fort. Wenn ich merkte, dass bei Fatima die Anspannung wieder zunahm, setzte ich Humor ein, um die Atmosphäre zu entspannen. Ich zwinkerte ihr zu und sagte: »Weißt du, Fatima, wir Therapeuten müssen ja auch von etwas leben, daher lieben wir diese sensible Arbeit mit dir.«… Alle lachten, und ich konnte spüren, wie sich die Atmosphäre im Raum entspannte und leichter wurde.
Immer dann, wenn ich mich während der Aufstellungsarbeit im Eins-zu-eins-Kontakt Fatima zuwendete, gab es auch Bewegungen bei den jeweiligen Stellvertretern. Es wurde deutlich: Sobald die richtige Fatima an Vitalität gewinnt, bewegen sich die Stellvertreter von ganz allein. Irgendwann war die Stellvertreterin des verlorenen Zwillings in der Lage, die Stellvertreterin von Fatima als überlebendem Mehrling direkt anzuschauen. Damit war der Moment gekommen, in dem Fatimas Stellvertreterin sich mit einem Schritt dem verlorenen

Zwilling vorsichtig annähern konnte. Sie trat jedoch noch nicht unmittelbar in seine Nähe. Die Stellvertreterin des verlorenen Zwillings merkte an, es fehle noch etwas. An diesem Punkt teilte ich den übrigen Seminarteilnehmern mit, dass es in der Aufstellung um das Thema eines vorgeburtlichen Geschwisterverlusts ging. Die Stellvertreterin des verlorenen Zwillings legte sich auf den Boden. Weil sie angemerkt hatte, dass etwas fehle, setzten wir einen weiteren Stellvertreter hinzu, der für ein weiteres fehlendes Geschwister stand. Für beide fühlte es sich nun »fast stimmig« an. Fatimas Stellvertreterin bewegte sich in kleinen, vorsichtigen Schritten auf beide zu. Langsam folgte sie den inneren Impulsen, die sie verspürte, und setzte sich zu ihren verlorenen Geschwistern. Es zeigte sich ein Bild von tiefer Verbundenheit. Die richtige Fatima schaute mit großer Aufmerksamkeit zu. Sie war tief berührt. Ich ließ ihr viel Zeit, um das Bild auf sich wirken zu lassen.
Ihre Stellvertreterin merkte an: »Da fehlt immer noch jemand.« Ein weiterer Stellvertreter gesellte sich zur Gruppe der Geschwister hinzu. Die echte Fatima sagte: »Jetzt kehrt Frieden in mir ein.«
Während des Aufstellungsprozesses blieb ich mit einem Teil meiner Aufmerksamkeit konsequent bei der richtigen Fatima. Nur so konnte ich spüren, wie weit sie innerlich war, um, falls nötig, eine innere Überflutung zu vermeiden. Fatima wirkte ruhig und entspannt.
Nachdem vier Geschwister-Stellvertreter beieinandersaßen, fragte ich Fatima, ob es in Ordnung war, wenn

wir die Aufstellung hier beendeten. Sie willigte ein. »Jetzt weiß ich, woher die Panikattacken und das Gefühl emotionaler Überforderung kommen, die ich seit dem Tod meiner Mutter immer wieder erlebe.« Dieses Schlussbild reichte ihr.

Das Trauma umfassend auflösen

Eine Fortsetzung der Aufstellungsarbeit hätte Fatima wahrscheinlich überfordert. Das Gefühl, über ihre Belastungsgrenze hinauszugehen, war ihr aus ihrem Leben nur allzu vertraut. Sie genoss den inneren Frieden, den sie nun verspürte. »Es ist ein Frieden, der nicht von dieser Welt ist«, teilte sie mir und den anderen Seminarteilnehmern mit. Wir vereinbarten einen Folgetermin für eine Einzelsitzung. Fatima gelang es schließlich, das Trauma des vorgeburtlichen Verlusts gleich mehrerer Geschwister Schritt für Schritt aufzuarbeiten.

In der Regel möchte ein überlebender Mehrling nicht nur wissen, was ihn daran hindert, sein Leben in Fülle leben zu können. Er wünscht sich darüber hinaus, zukünftig in einer anderen Lebensenergie unterwegs sein zu dürfen. Deshalb ist es mir wichtig, dass das vorgeburtliche Trauma auch auf der Körperzellenebene aufgelöst wird. Das rein verstandesmäßige Wissen um einen vorgeburtlichen Verlust allein reicht nicht aus, um die im Körper gebundene traumatische Energie zu lösen. Die Aufstellungsarbeit hat sich bewährt, um das Verlustgeschehen im Mutterleib zunächst einmal ausfindig zu machen. Für den einen oder anderen Zwilli reicht dies aus. Dies gilt jedoch nur dann, wenn der überlebende Mehrling frei von körperlichem oder seelischem Leid ist. Gibt es hingegen bislang unerklärliche körperliche und seelische Symptome, empfiehlt sich zusätzlich zur Aufstellungsarbeit auch traumatherapeutische Arbeit.

Das gilt auch für Frau P. Du hast sie bereits in Kapitel 4 kennen gelernt. Sie kam zu mir, weil sie sich in bestimmten Situationen innerlich wertlos und »an die Wand gedrückt« fühlte und diesen Gefühlen auf den Grund gehen wollte.

Ich höre bei ihr ein doppeltes Anliegen heraus: zum einen, dem Gefühl nachzugehen, an die Wand gedrückt zu werden, zum anderen die Thematik des Selbstwerts. Noch weiß ich nicht, ob beide Anliegen etwas miteinander zu tun haben. »Waren Sie eigentlich ein Wunschkind?«, frage ich Frau P. »Nein, gar nicht«, antwortet sie, »meine Mutter spielte sogar mit dem Gedanken eines Schwangerschaftsabbruchs. Mein Vater war absolut dagegen, er wollte, dass meine Mutter sich für das Leben entscheidet, für mein Leben.« Sie sagt dies mit einem melancholischen Lächeln. Wir haben in den vorhergegangenen Sitzungen diverse Mutter- und Vaterthemen angeschaut, doch ich hatte in mir noch nicht den Impuls zu bestimmten therapeutischen Schritten verspürt. So bitte ich Frau P., weiter von sich zu erzählen. Als sie erneut auf das Gefühl zurückkommt, inner-

lich an die Wand gedrückt zu werden, schlage ich ihr vor, mit verdeckten Bodenankern zu arbeiten, um ihr zentrales Thema zu finden. Sie willigt ein. Ich lege drei DIN-A4-Blätter auf den Boden, die ich mit Themen impfe, die sich im Gespräch mit Frau P. herauskristallisiert haben. Anschließend bitte ich Frau P., sich nacheinander auf die jeweiligen Themenblätter zu stellen und mir mitzuteilen, welche Empfindungen sie dabei jeweils verspürt. Eines der drei Blätter habe ich gedanklich mit dem Thema »vorgeburtlicher Geschwisterverlust« versehen. Nachdem Frau P. ihre unterschiedlichen Wahrnehmungen auf den drei Blättern benannt hat, bitte ich sie, ein Blatt auszuwählen, um das Thema festzulegen, das sie näher betrachten möchte. Sie weiß zu diesem Zeitpunkt nicht, für welche Themen die Blätter stehen. Ihre Entscheidung fällt auf den vorgeburtlichen Geschwisterverlust.

Es waren feinstoffliche Energien, die bei Frau P. eine jeweils unterschiedliche körperliche und emotionale Reaktion auf die Themenblätter hervorriefen, deren konkreten Inhalt sie nicht kannte. Auch ihre Entscheidung für das Thema des vorgeburtlichen Geschwisterverlusts fiel auf dem Wege der feinstofflichen Energieübertragung. Natürlich habe ich Frau P. im Anschluss an die Entscheidung auch gesagt, für welche Themen die beiden anderen Blätter standen.

Ähnlich wie die Aufstellungsarbeit mit Personen können Bodenanker ein Thema zwar aufspürbar machen; sie haben aber nicht die Kraft, die mit diesem Thema verbundenen Symptome aufzulösen. Um ein vorgeburtliches Trauma auf der Körperzellenebene umfassend aufzulösen und zu heilen, braucht es mehr.

Auch bei Frau P. ist es wichtig, darauf zu achten, dass sie durch die nachfolgenden therapeutischen Schritte nicht überfordert wird. Anders als bei Fatima erscheint es mir in ihrem Fall sinnvoller, das Trauma in Einzelarbeit zu bearbeiten. Ein Teddybär soll in unseren Sitzungen zu einer Art Stellvertreter für den verlorenen Zwilling werden. Ich achte darauf, dass er immer mindestens zwei Meter von Frau P. entfernt platziert wird. Frau P. hat dadurch die Möglichkeit, sich dem Thema langsam anzunähern, sodass ihr Nervensystem nicht überfordert wird. Ich lade sie ein, vorsichtig Blickkontakt mit dem Teddy/verlorenen Zwilling aufzunehmen. »Ich verspüre ein Kribbeln in Händen und Füßen«, teilt sie mir mit. Ich erkläre ihr, dass dieses Kribbeln ein Lösen von traumatischer Energie ist, und lade sie ein zu beobachten, was körperlich und emotional sonst noch geschieht. Ihre Rückmeldung brauche ich, um zu entscheiden, ob ich den Prozess verlangsamen muss.

Der Blickkontakt zum verlorenen Geschwister verändert bei Frau P. viel. Sie spürt ihren Körper anders und äußert den Wunsch, sich dem verlorenen Zwilli ein bisschen mehr anzunähern. Das schrittweise Näherrücken sorgt für spürbare Reaktionen auf der emotionalen und körperlichen Ebene. Immer wieder lade ich sie ein, in ihren Körper hineinzuspüren und mir mitzuteilen, welche Veränderungen sie wahrnehmen kann. »Jetzt hat das Kribbeln aufgehört«, sagt sie irgendwann – für mich der richtige Zeitpunkt, um die Sitzung zu beenden. (Ich lege für Sitzungen dieser Art im Voraus keinen fixen zeitlichen Rahmen fest.) Für den Abschluss des Prozesses vereinbaren wir einen Termin am darauffolgenden Tag.

Am nächsten Tag nähert Frau P. sich ihrem verlorenen Zwilling erneut in vorsichtigen Schritten an. Als sie noch eine Stuhlbreite von ihrem verlorenen Zwilling entfernt sitzt, spürt sie eine tiefe Sehnsucht in sich. Es sei ein Sehnen nach der Verbindung zu dem Geschwister, meint sie. Sie rückt mit ihrem Stuhl noch näher, sodass sie behutsam ihre Hand auf die Pfote des Teddy-Stellvertreters legen kann. Etwas später nimmt sie ihn ganz zu sich und drückt ihn liebevoll an sich. Tränen fließen über ihr Gesicht. Sie schließt die Augen, um sich auf ihre persönliche Weise nochmals mit dem Zwilli zu verbinden. Ich gebe ihr dafür ausreichend Zeit. Als ich etwas später frage, ob sie sagen könne, ob das verlorene Geschwister ein Schwesterchen oder Brüderchen gewesen sei, sagt sie, ohne zu zögern: »Ein Brüderchen.«

Raum schaffen für neue Lebensenergie

Für Frau P. war es wichtig, noch einmal bewusst um das verlorene Geschwister zu trauern. Auf diese Weise konnte sie schließlich akzeptieren, dass sie allein auf die Welt gekommen war und ohne ihr Geschwister durchs Leben gehen musste.

Für mich zeigt sich bei meinen Klienten immer wieder, dass in dem Moment, in dem wir akzeptieren und anerkennen, was uns so früh im Leben geprägt hat, Neues in uns entstehen kann. Frau P. wurde klar, warum sie sich für das Leben einer Geschäftsfrau entschieden hatte. Sie wusste auf einmal auch, warum sie immer wieder das Gefühl hatte, an die Wand gedrückt zu werden und wertlos zu sein. »Ich habe unbewusst immer diese Last mit mir herumgetragen, mein verlorenes Brüderchen festhalten zu müssen«, erklärte sie mir. Rückblickend mache nun so vieles, was sie erlebt habe, einen Sinn.

In der abschließenden Sitzung habe ich stellvertretend für den verlorenen Bruder Frau P. einen Segen zugesprochen: »Bevor ich wieder dorthin zurückgehe, wo alles Leben beginnt, sollst du wissen: Dort, wo ich nachher wieder hingehe, geht es mir sehr gut. Und obwohl du mich nicht sehen kannst, bleiben unsere Seelen wie durch ein unsichtbares Band verbunden. Du lebst auf der Erde und ich in der anderen Welt. Irgendwann begegnen wir uns in der Unendlichkeit wieder. Bis es so weit ist, darfst du dein Leben als wertvoller Mensch auf der Erde genießen.« Auf diese Weise konnten die Geschwister sich voneinander verabschieden. In solchen Sitzungen bekomme ich eine Ahnung von dem großen Ganzen, in das wir eingebunden sind und durch das wir getragen werden. Das erfüllt mich mit Dankbarkeit und Demut.

Wenn ich mit Bodenankern arbeite, wähle ich im Einverständnis mit meinen Klienten meist die verdeckte Variante, bei der die Blätter unbeschriftet bleiben. Dennoch gibt es nach meiner Erfahrung keine qualitativen Wahrnehmungs- und Spürunterschiede zwischen der verdeckten und der offenen Variante, bei der die Blätter mit Themen und/oder Namen beschriftet werden. Die verdeckte Variante hat den Vorzug, dass der Klient unbefangen seine Auswahl treffen kann, ohne dass die Gefahr besteht, dass ich ihn auf irgendeine Art beeinflusse.

Aus den Wahrnehmungen des Klienten zu den einzelnen Blättern gewinne ich Anhaltspunkte, um behutsam auf seine oder ihre Lebensgeschichte eingehen zu können. Noch einmal: Zum Lösen von traumatischen Erfahrungen braucht es mehr als das Arbeiten mit Bodenankern/Themenfindern.

Wie meine Wortkreation besagt: Themen werden gefunden, nicht von mir gesetzt. In meinen Seminaren wie auch in den Einzelsitzungen weise ich meine Klienten immer wieder darauf hin, dass ich sie nicht heile. Was ich tue, ist, Menschen zu ermutigen, mit dem in ihnen liegenden Heilungspotenzial und ihren Ressourcen in Kontakt zu treten. Die dadurch angestoßenen seelischen, körperlichen und geistigen Prozesse kann ich nicht stellvertretend für meine Klienten durchlaufen. Folglich mute ich meinen Klienten viel Eigenverantwortlichkeit zu. Immer wieder lasse ich sie wissen, dass alles, was wir im Verlauf der Sitzung brauchen, in ihnen selbst liegt. Auf diese Weise helfe ich ihnen, mit ihrem eigenen Spüren und Wissen in Berührung zu kommen. Ich selbst bleibe zugleich empathisch mit ihnen in Verbindung, sodass ich die sich ereignenden körperlichen, seelischen und emotionalen Veränderungen wahrnehmen kann. Indem ich diese Veränderungen meinen Klienten zurückspiegele, begleite ich jeden von ihnen durch seinen ganz persönlichen Heilungsprozess.

Kapitel 12
Verborgenes Wissen erschließen durch holotropes Atmen

Ein therapeutischer Weg zu intensiven Erfahrungen
Der aus Prag stammende Psychiater und Mitbegründer der Transpersonalen Psychologie, Stanislav Grof, entwickelte mit seiner Ehefrau Christina in den 1960er Jahren die Methode der **holotropen Atemtechnik**. Sie verschafft uns Zugang zu Bereichen unseres Bewusstseins, die uns normalerweise verschlossen sind.
Holotropes Atmen sollte immer unter therapeutischer Begleitung erfolgen. Der Klient liegt dabei auf einer Matte. Beschleunigtes oder vertieftes Atmen in Verbindung mit unterstützender Musik kann zu intensiven emotionalen Erfahrungen führen, die dann langsam wieder abklingen. Das Erlebte wird anschließend durch kreativen Ausdruck (etwa Malen oder Zeichnen) oder durch das Gespräch in der Gruppe reflektiert.

Ich betrachte holotropes Atmen als ein gutes therapeutisches Instrument, um einen vorgeburtlichen Geschwisterverlust erfahrbar zu machen und die traumatischen Erlebnisse aufzulösen. Ähnlich wie die feinstoffliche Energie bei der Aufstellungsarbeit ermöglicht es den Kontakt zu bisher wenig zugänglichen seelischen Anteilen oder zum universellen Wissen. Beim holotropen Atmen zeigen sich Bilder aus dem Unterbewussten, vermutlich durch den Fluss feinstofflicher Energie. Wer mithilfe dieser Atemtechnik seinen vorgeburtlichen Geschwisterverlust aufarbeiten möchte, sollte in einer stabilen psychischen Verfassung sein. Holotropes Atmen wurde nicht ausdrücklich als Technik zur Bearbeitung von Traumata entwickelt. Es wird meist in Seminargruppen durchgeführt, und es kann schwierig sein, sich von den inneren und äußeren Prozessen anderer Teilnehmer abzugrenzen. Aus diesem Grund ist die Methode nicht für Kinder oder Jugendliche geeignet.

Holotropes Atmen und Aufstellungsarbeit

Wichtig ist, dass das, was man in der Atemarbeit erfährt, im Anschluss gut aufgearbeitet wird. In Seminaren wird meist eine Aufarbeitungsrunde angeboten, die man in jedem Fall nutzen sollte. Dort können dann beispielsweise innere Bilder, die aufgetaucht sind, gezeichnet werden. Eine Vertiefung und/oder Weiterführung des Erlebten wäre in einer anschließenden Aufstellungsarbeit möglich.

Falls also beispielsweise durch das holotrope Atmen zutage tritt, dass du einen vorgeburtlichen Geschwisterverlust erlitten hast, kannst du die Aufstellungsarbeit nutzen, um Unklares zu bearbeiten, das sich in der Abschlussrunde des Atem-Seminars nicht klären ließ.

Du tust damit einen weiteren Schritt in Richtung Heilung. Zwischen der Atem- und der Aufstellungsarbeit sollte eine Pause von mehreren Stunden oder einem Tag liegen. Die Stunden der Ruhe und Entspannung benötigst du, um den durch das holotrope Atmen angestoßenen Prozess in dir wirken zu lassen, bevor du erneut ins Thema einsteigst. Im Idealfall hat der Therapeut, der die Aufstellungsarbeit anleitet, Erfahrung in der Arbeit mit traumatisierten Menschen.

Du siehst: Für einen erfolgreichen Heilungsweg kommt es auf viele Details an. Ich möchte dich ermutigen, dir Zeit zu nehmen, bis du spürst, was für dich der stimmige innere Lösungsweg ist. Gefühle innerer Überforderung oder inneren Widerstandes solltest du ernst nehmen und nicht einfach übergehen. Deine Seele wird immer versuchen, dich vor Erfahrungen zu schützen, die dich überwältigen. Tu deshalb nur Dinge, die sich für dich absolut stimmig anfühlen. Du wirst deine traumatischen Erfahrungen nur dann erfolgreich lösen können, wenn du mit deinem Sein so begleitet wirst, wie es für dich okay ist. Deswegen sind neben der zu dir passenden Methode und dem richtigen Therapeuten auch die äußeren Rahmenbedingungen wichtig, also etwa der Raum, in dem die Therapie stattfindet, und der philosophisch-ethisch-moralische Ansatz, auf dem sie fußt.

Ganz gleich, für welche therapeutische Technik du dich entscheidest: Im Idealfall wirst du staunen, welch großes inneres Potenzial in dir lebendig wird und ausgedrückt werden möchte. Die heilende Wirkung zeigt sich bis in dein Nervensystem. Wenn in deinem ganzen Kopf ein leichtes Kribbeln oder Surren auftritt, kannst du gewissermaßen spüren, wie in deinem Gehirn neue Verbindungen geknüpft werden.

Was die Hirnforschung weiß

Die **Hirnforschung** erlebt seit einiger Zeit einen Boom. Zahlreiche neue Erkenntnisse vermitteln uns ein Bild darüber, wie unser Gehirn funktioniert – und wie wandlungsfähig es ist, abhängig davon, wie wir es nutzen.

Inzwischen wissen wir, dass unser Gehirn ein Leben lang in der Lage ist, neue Verbindungen zwischen Nervenzellen zu schaffen und sich so an veränderte Lebenssituationen anzupassen. Wenn wir also an unseren traumatischen Erfahrungen arbeiten und sie ganzheitlich auflösen, verändert sich dabei auch unser Gehirn. Metaphorisch gesprochen erweitern wir die »Festplatte« unseres Gehirns. Wenn sich unser Nervensystem entspannt, verändern sich Strukturen im Denkapparat. Bisher nur wenig genutzte Hirnareale werden erweitert; das Gehirn kann sogar insgesamt an Volumen zunehmen. Auch im Bereich des Gehirns verfügen wir also über ein enormes Selbstheilungspotenzial.

Kapitel 13
Der feinstoffliche Wahrnehmungskanal: Informationen aus einer anderen Welt

Verlorene Zwillinge nutzen unterschiedliche Kanäle, um auf ihre Existenz aufmerksam zu machen. In diesem Kapitel möchte ich mich dem Phänomen widmen, das wir umgangssprachlich oft als »sechsten Sinn« bezeichnen. Eigentlich haben wir alle diesen sechsten Sinn, allerdings ist er den meisten von uns abhandengekommen. Bei manchen Menschen jedoch ist er besonders ausgeprägt und vermittelt ihnen Zugang zu Informationen, die anderen nicht zur Verfügung stehen. Wir sprechen dann von einer medialen Begabung.

Der verlorene Zwilling meldet sich zu Wort

Inzwischen gibt es auch im deutschsprachigen Raum Veranstaltungen, bei denen ein Medium seine Begabung anderen Menschen zur Verfügung stellt. Ich erlebe bei solchen Anlässen immer wieder, wie sich verlorene Zwillingsseelen aus der geistigen Welt zu Wort melden. Sie möchten ihrem überlebenden Zwilli eine Botschaft übermitteln. Manchmal wissen die überlebenden Zwillinge von ihrem vorgeburtlichen Geschwister, andere erfahren bei dieser Gelegenheit zum ersten Mal davon.

Die Nachricht berührt sie oft tief, und sie betrachten sie als kostbares Geschenk. Vielfach reicht dem Empfänger dieser kurze Jenseitskontakt aus, um mit sich selbst und der Welt in Einklang leben zu können.

Inzwischen bin ich überzeugt, dass nicht nur verlassene Zwillinge sich irgendwann in ihrem Leben auf die Suche nach ihrem verlorenen Geschwister begeben, sondern dass umgekehrt auch verlorene Zwillinge von sich aus wahrgenommen werden möchten. Die Kontaktaufnahme mithilfe eines Mediums ist dabei ein möglicher Wahrnehmungskanal, die therapeutische Arbeit mit Aufstellungen und Bodenankern ein anderer. Mir scheint, dass es in uns eine tiefe Sehnsucht gibt, uns in der spirituellen Dimension mit dem zu verbinden, was wir so früh verloren haben.

Mediale Begabungen werden auch heute noch von vielen Menschen belächelt und als eine Art Hokuspokus betrachtet. Im Mittelalter wurden Menschen mit übersinnlichen Fähigkeiten als Hexen aus der Gesellschaft ausgestoßen. Meist endete ihr Leben auf dem Scheiterhaufen. Heute leben wir in einer Welt, in der es uns möglich ist, an Übersinnliches zu glauben, ohne dass wir mit negativen gesellschaftlichen Konsequenzen rechnen müssen.

Wer sich als medial interessierter Mensch dennoch nicht öffentlich outen möchte, vereinbart bei einem Medium seiner Wahl einen Termin für eine Einzelsitzung. Hier und da kommen Klienten nach einer solchen Sitzung zu mir, weil sie durch ein Medium die Information erhalten haben, dass es in der geistigen Welt ein verlorenes Geschwister gibt. Wenn ich das Thema des vorgeburtlichen Geschwisterverlusts von mir aus anspreche, höre ich häufig: »Ich war mal bei einem Medium. Das hat mir gesagt, es sehe immer etwas Zartes an meiner Seite, das sich wie eine Zwillingsseele anfühlt.«

Manche meiner Klienten erfahren nicht durch ein Medium von ihrem verlorenen Zwilling, sondern durch eine osteopathische oder kinesiologische Behandlung.

Hinter körperlichen Dysbalancen kann eine Botschaft stecken

Die körperliche Harmonie wiederherstellen: Osteopathie und Kinesiologie

Die **Osteopathie** geht davon aus, dass körperliche Beschwerden Ausdruck einer gestörten Harmonie zwischen verschiedenen Körpersystemen ist. Ihr Ziel ist es, diese Harmonie wiederherzustellen. Die Osteopathie ist damit ein ganzheitlich orientierter Heilungsansatz, der auf die Selbstheilungskräfte des Menschen setzt. Osteopathen nutzen ihren Tastsinn und bestimmte Handgriffe, um die Eigenbeweglichkeit der inneren Organe anzuregen. Die Verbindung der Organe mit den Lymph- und Blutgefäßen soll stimuliert werden, damit das Gewebe einerseits besser versorgt wird, andererseits aber auch Abfallstoffe besser abgebaut werden können.

Auch die **Kinesiologie** geht davon aus, dass für die Heilung von Symptomen eine Harmonisierung der Kräfte und Energien im Körper erforderlich ist. Kinesiologen arbeiten auf Basis der Grundannahme, dass es Zusammenhänge zwischen der Muskulatur und dem Zustand bestimmter Organfunktionen gibt. Die Muskelspannung erlaubt damit Aussagen über den Zustand, in dem sich ein Mensch befindet. Beim sogenannten »Muskeltest« wird der Patient mit einer bestimmten Frage, einer Thematik oder einer Substanz konfrontiert. Gleichzeitig übt der Kinesiologe Druck auf den ausgestreckten Arm des Patienten aus. Wird der Muskel schwach, gilt dies als Indiz dafür, dass in Bezug auf die angefragte Thematik oder Substanz ein Problem bzw. eine Unverträglichkeit vorliegt.

Sensible Therapeuten spüren, dass es bei einem Patienten, der möglicherweise wegen ganz anderer Symptome zu ihnen gekommen ist, traumatische Erfahrungen gibt. Sie können bei ihrer Behandlung erste Veränderungsprozesse anstoßen; in der Regel reicht dies jedoch zur Lösung eines Traumas nicht aus. So finden immer wieder Menschen den Weg zu mir, die zuvor beim Osteopathen oder Kinesiologen waren. Auch in diesen Fällen hat sich der verlorene Zwilling über den Wahrnehmungskanal der feinstofflichen Energie zu Wort gemeldet.

Wahrscheinlich gibt es unter den Physiotherapeuten viele Menschen, die über eine besonders feinsinnige Wahrnehmung verfügen. Diese sensitiven Therapeuten können auf der feinstofflichen Ebene bei ihren Patienten etwas wahrnehmen, das sie selbst nicht zu lösen vermögen. Hin und wieder geben sie ihren Patienten dann den

Hinweis, die Symptome in einer Familienaufstellung oder in einer traumatherapeutischen Sitzung genauer anzuschauen. Natürlich beinhaltet aber nicht jedes körperliche Symptom das vorgeburtliche Trauma eines Geschwisterverlusts. Ein differenziertes Hinschauen lohnt sich jedoch auf jeden Fall, wenn körperliche Symptome trotz Physiotherapie nicht nachlassen.

Ich möchte an dieser Stelle noch einmal erwähnen, dass nicht jeder überlebende Mehrling therapeutische Begleitung in Anspruch nehmen muss. Zweifellos gelingt den meisten von uns das Leben auch ohne Therapeuten-Tourismus. Dein bester Heiler bist du selbst. Möglicherweise braucht es nur eine einmalige Initialzündung, um dein Selbstheilungspotenzial zu aktivieren. Ein Sprichwort besagt: Viele Wege führen nach Rom. Du musst dich nun nicht auf den Weg nach Rom machen. Es reicht, wenn du dich auf den Weg zu dir selbst, deinen Wahrnehmungen, Bedürfnissen, deinem inneren Kern und deiner vitalen Lebensquelle machst.

Wie du selbst aktiv werden kannst, um auszuprobieren, was dir guttut, liest du im nächsten Teil des Buches. Du bist ausdrücklich aufgefordert, die Anregungen, die ich dort gebe, für dich selbst weiterzuentwickeln. Mögen die Ideen dir auf deinem Lebensweg einen guten Dienst erweisen, damit du mehr und mehr du selbst sein darfst. Mögen sie dich in deinem Lebens- und Geburtsrecht stärken und dir als Unterstützung auf deinem Weg zu mehr Eigenverantwortlichkeit und Wohlergehen förderlich sein.

Teil 4

Wie du dein Selbstheilungs-potenzial aktivierst: praktische Impulse

Weil uns allen ein Heiler innewohnt, gebe ich dir in diesem Teil des Buches einige praktische Werkzeuge an die Hand, mit deren Hilfe du dich mit deinen ureigensten Heilungskräften verbinden kannst, um leichter durchs Leben zu gehen. Es sind kreative Aktivitäten, die dir als wertvoller Beitrag zu einem gesunden Selbstmanagement dienen können. Du kannst sie als Möglichkeit nutzen, um dich besser im Hier und Jetzt zu verankern.

Ich möchte dich einladen, neue Wege zu gehen, die gewohnte Spur zu verlassen. Wir alle tragen einen bemerkenswerten Fundus an innerem Wissen in uns, den wir uns nicht erschließen, indem wir in unserem Leben einfach so »funktionieren«, wie wir es immer getan haben. Neues auszuprobieren erweitert unseren Horizont und unser Verhaltensrepertoire. Die Folge ist eine gesteigerte Lebensqualität.

Überlebende Zwillis fühlen sich im alltäglichen Miteinander häufig handlungsunfähig oder auch hilflos. Falls auch du dieses Gefühl kennst, weißt du auch, wie unbefriedigend es sich anfühlt – ganz gleich, ob du dich eher im Beruf, in der Familie oder unter Freunden unsicher und auf unklare Weise ausgebremst fühlst. Die Anregungen dieses Buchteils sind alltagstaugliche Kunstgriffe, mit denen du in einen besseren Kontakt zu dir selbst kommst und Auswege aus der inneren Befangenheit findest.

Probiere aus, welche meiner Ideen dir am besten entsprechen. Verändere sie so, dass sie zu dir passen. Ich verstehe mich hier vor allem als Impulsgeberin. Gerne würde ich anstoßen, dass du dich auf eine Reise zu all dem Guten machst, das es in dir selbst zu entdecken gibt. Unterwegs wirst du mehr Lebensfreude und Leichtigkeit, Unternehmungsgeist, Spontaneität und Witz entwickeln.

Falls du dich in der Beschreibung überlebender Mehrlinge in den ersten Kapiteln dieses Buches wiedererkannt hast, wird die Reise in dein eigenes Potenzial dich auch spüren lassen, welcher therapeutische Weg der beste ist, um die Beeinträchtigungen deines Lebens zu heilen. Die Anregungen dieses Teils stärken deine Eigenverantwortlichkeit und Kreativität und erschließen dir innere und äußere Kraftquellen, aus denen du schöpfen kannst, um deine Seelenwunden zu heilen. Dies gilt unabhängig davon, ob du bereits sicher weißt, dass du ein überlebender Mehrling bist. Die Übungen helfen dir dabei, dich im Leben stärker geerdet und zu Hause zu fühlen. In herausfordernden Situationen stehen dann nicht mehr Sorgen und Anspannung im Vordergrund, sondern Offenheit, Neugierde und Zuversicht.

Natur-Impulse

Mit allen Sinnen die Natur erleben

Was du dir in der heutigen schnelllebigen Zeit manchmal mehr gönnen kannst, ist der bewusste Kontakt mit der Natur. Auch das hilft dir dabei, dich innerlich zu erden und deinen Körper besser zu spüren. Indem du mit Anteilen deiner selbst in Kontakt kommst, die ansonsten eher am Rand stehen, aktivierst du deine Selbstheilungskräfte.

Übung

- Begib dich auf einen bewussten Spaziergang in einer Gegend deiner Wahl.
- Öffne dabei all deine Sinne. Höre auf deinen eigenen Schritt, spüre die Qualität des Bodens unter deinen Füßen. Falls du im Wald unterwegs sein solltest, nimm das Rauschen der Blätter wahr.
- Spürst du den Wind auf deiner Haut und wie er dich fast lautlos begleitet und zart streichelt? Wie fühlt es sich für dich an, wenn du den leichten und warmen Sommerregen spürbar an dir abperlen lassen kannst? Welche Düfte und Geräusche werden für dich wahrnehmbar, wenn das nasse Naturschauspiel beendet ist?

- Kannst du den erdigen Duft des umgepflügten Feldes riechen? Schau dir die kleinen Lebewesen an, wie sie sich lautlos bewegen. Vielleicht schnupperst du den Duft von frisch gemähten Wiesen, deren Gras zum Trocknen ausgebreitet liegt, und siehst die vielen verschiedenartigen Gräser und Blumen. Hör die unterschiedlichen Gesänge der Vogelwelt, das leise Summen der Bienen, das Zirpen der Grillen. Vielleicht murmelt neben dir ein Bachlauf – wenn du hinhören magst, wird er dir ganz viel erzählen. Lass deine Augen sich daran weiden, dass das reife Getreidefeld noch nicht gemäht ist und der Wind spielend durch die Ähren weht.
- Halte auf deinem Spaziergang immer wieder inne. Beobachte, was in dir geschieht, wenn du beispielsweise den Duft von reifen Getreidefeldern einatmest. Welche Erinnerungen werden wach?

Die reiche Vielfalt der uns umgebenden Natur dürfen wir in uns aufnehmen und wirken lassen. Sei dabei neugierig wie ein Kind und achte auf das, was sich in dir verändert.

»Für mich ist die Gartenarbeit eine gute Möglichkeit, um mich zu erden«, erzählte mir eine meiner Klientinnen, als ich sie nach ihren Ressourcen befragte. Sie nutzte jede freie Minute, um in ihrem Garten zu sein. Die Erde an ihren Händen zu spüren war für sie als überlebenden Mehrling ein zuverlässiges Mittel, sich ins Hier und Jetzt zurückzuholen.

Auf welche Weise kommst du am intensivsten in Kontakt mit der Natur? Deiner Fantasie sind keine Grenzen gesetzt. Sie wartet bestimmt bereits darauf, dass du sie auf wohltuende Weise nutzt.

Die Kraft der Bäume nutzen

Seit eh und je gilt der Baum als Symbol und Sinnbild des Lebens. Bäume stehen uns in der Natur reichlich zur Verfügung, und sie haben eine bemerkenswerte Energie.

Wenn du magst, lade ich dich wiederum zu einer Übung ein.

Übung

- Such dir bei deinem nächsten Spaziergang einen Baum, der dich durch sein äußeres Aussehen anspricht.
- Stell dich auf die Wurzeln oder das Wurzelwerk dieses Baumes. Du kannst dabei die Augen offenhalten oder schließen – vielleicht möchtest du beim ersten Mal die Übung mit offenen Augen ausprobieren und später schauen, was sich verändert, wenn du die Augen schließt.
- Erst wenn du den inneren Impuls dazu wahrnimmst, lehnst du dich an den Baumstamm an.
- Beobachte, was sich in deinem Körper verändert. Was spürst du körperlich, welche Gefühle nimmst du wahr?

- Nimm nun bitte in Gedanken Kontakt zu deinen Füßen auf. Stell dir vor, wie aus deinen Füßen ein eigenständiges Wurzelwerk zu wachsen beginnt. Wenn es sich gut für dich anfühlt, lass dieses Gefühl von den Füßen in deinen gesamten Körper aufsteigen.
- Irgendwann wirst du den Impuls verspüren, die Übung zu beenden. Bevor du wieder deiner Wege gehst, bedanke dich bitte zunächst bei dir selbst dafür, dass du dir Zeit genommen und dir etwas Gutes getan hast, und beim Baum dafür, dass er dir seine Kraft geschenkt hat. Spüre noch einmal in dich hinein: Welche Gefühle breiten sich durch das Danke-Sagen in dir aus?

Anmerkung: Indem du dich bei dir selbst bedankst, übst du die Fähigkeit zur Selbstwertschätzung. Wer sich selbst wertschätzt, ist weniger angewiesen auf die Wertschätzung anderer Menschen. Du brauchst nicht mehr auf Signale der Anerkennung von anderen zu warten, sondern kannst bei dir bleiben. Das ermöglicht dir, authentischer zu leben.

Selbstwertschätzung bedeutet nicht, dass du als Einzelgänger durchs Leben gehst. Wir sind soziale Wesen und auf eine gesunde Beziehung zu uns selbst und den Menschen unseres Umfeldes angewiesen. Doch wenn du innerlich bei dir ankommst, dich selbst wertschätzt und mit dir verbunden bleibst, kannst du auch die Beziehungen zu anderen Menschen auf eine neue Basis stellen.

Selbstwertschätzung bedeutet auch, erlebte Verletzungen anzuerkennen. Sobald du respektieren kannst, dass die Verletzungen, die du erlebt hast, dich zu dem Menschen werden ließen, der du bist, kannst du den Weg der Heilung einschlagen. Manche Therapeuten sprechen in diesem Zusammenhang von Eigenliebe. Für mich ist Wertschätzung der umfassendere Begriff.

Dass du dich nach der Übung beim Baum bedankst, zeugt von deiner Achtung, Wertschätzung und Würdigung der Natur. Es hilft dir dabei, dich in eine größere Ordnung eingebunden und geborgen zu fühlen.

Tautreten

Bei allen Wohlfühltechniken, die ich dir hier vorstelle, spielt neben dem Zeitfaktor auch deine innere Bereitschaft eine maßgebliche Rolle. Um das Tautreten auszuprobieren, wirst du möglicherweise deinen inneren Schweinehund davon überzeugen müssen, dass frühmorgens in der Natur zu sein etwas ganz Besonderes ist. Zu einem inneren Neuaufbruch gehört das Abschiednehmen von alten Gewohnheiten, die zwar bequem, bei näherem Hinsehen aber auch einschränkend oder gar lähmend sind.

Die beste Wirkung des Tautretens erzielst du am frühen Morgen. Dann ist der Rasen im Park, in deinem Garten oder die Wiese am Ortsrand ausreichend mit Tautropfen benetzt, und die Natur ist noch unberührt.

Übung

- Zieh deine Schuhe und Socken aus. Richte deinen Oberkörper auf und atme erst einmal tief ein und aus.
- Spüre, wie sich der Boden unter deinen nackten Füßen anfühlt. Setze langsam einen Fuß vor den anderen und achte dabei auf den Boden. Geh mit kleinen Schritten und achte dabei auf deinen Atem. Erlaube ihm, in seinem natürlichen Fluss zu sein. Wenn du hochschaust, kann es passieren, dass du dein Gleichgewicht verlierst und dich mehr auf das Zurückgewinnen deiner körperlichen Balance konzentrieren musst als auf das, was du unter deinen Füßen und im Körper wahrnimmst. Bleibe also mit deiner vollen Aufmerksamkeit in deinen Füßen und in der Verbindung mit dem, was unter den Füßen und im Körper erlebbar wird.
- Bleibe mindestens fünf Minuten lang bei dieser Übung; wenn du kannst, auch länger.
- Wenn du spürst, dass du die Übung beenden möchtest, kannst du mit offenen Augen stehen bleiben. Spüre für eine Weile bewusst in deinen Körper hinein. Warte so lange, bis ein innerer Impuls kommt, der dich in eine neue Bewegung bringt. Dies kann durchaus ein paar Minuten dauern.

Falls deine inneren Impulse dir eine andere Vorgehensweise nahelegen, folge dem, was dein Körpergefühl dir sagt. Ich mache an dieser Stelle lediglich Vorschläge. Worauf es ankommt, ist dein stimmiges inneres Empfinden.

Probiere mal aus, wie es ist, das Tautreten zu beenden, ohne deine inneren Bewegungsimpulse abzuwarten. Spürst du einen Unterschied? Gern kannst du dein eigenes Ritual zum Beenden des Tautretens entwickeln. Vertraue dabei auf deinen inneren Reichtum. Du hast so viel Wissen in dir, das nur darauf wartet, von dir entdeckt und gelebt zu werden. Diese innere Fülle steht dir immer zur Verfügung, um gut durchs Leben zu gehen.

Zur Ruhe kommen

Gehmeditation

Die Wurzeln der Gehmeditation reichen viele Jahrtausende zurück. In der asiatischen Tradition nutzen Mönche diese Form der Meditation bis heute, um sich mit dem Hier und Jetzt zu verbinden. Die Gehmeditation beruhigt unser Nervensystem.

In meinen Seminaren nutze ich die Gehmeditation, um den Teilnehmer*innen mehr Erdverbundenheit, Präsenz, innere Ruhe und Klarheit zu ermöglichen. Wir gehen dann aus dem Seminarraum hinaus in die Natur. Die Gehmeditation findet in Form eines Kreises statt, und ich bin ebenso Teil dieses Kreises wie alle anderen. Meditatives Gehen kann aber auch wunderbar im Alleingang praktiziert werden. Mit der nächsten Übung lade ich dich also zur Gehmeditation mit dir selbst ein. Du kannst ausprobieren, ob diese Meditationstechnik etwas für dich ist und ob du sie weiterhin anwenden möchtest. Am besten ist es, wenn du diese Übung barfuß durchführst. Ob du geradeaus gehst oder dich in einem großen Kreis bewegst, bleibt dir selbst überlassen. Du darfst auch gerne die Richtung wechseln, wenn du den Impuls dazu verspürst. Wichtig ist, dass du dich sehr langsam bewegst, wie in Zeitlupe, und auf deinen Atem achtest.

Übung

- Stelle dich auf deine Ausgangsposition.
- Hebe nun langsam und bewusst einen Fuß und atme dabei ohne Anstrengung ein.
- Setze den Fuß ganz langsam und behutsam in einem kleinen Schritt vor deinen anderen Fuß. Atme dabei aus.
- Während du den Fuß auf dem Boden abrollst, hebt sich das nachfolgende Bein sachte und kommt in Bewegung. Die Bewegung erfolgt von allein. Lass dir ausreichend Zeit dabei.
- Spüre achtsam in dich hinein. So hast du die Möglichkeit, Emotionen oder körperliche Veränderungen zu spüren. Es kann sein, dass sich innere Bilder zeigen.
- Bleib bitte ganz bei dir. Vielleicht nimmst du wahr, wie dein Körper intensiver spürbar wird und deine Füße zunehmend an Bodenhaftung gewinnen.
- Wenn du den inneren Impuls dazu verspürst, gehst du nicht mehr weiter.
- Zum Abschluss der Meditation kannst du dich vor dir selbst und dem großen Ganzen verneigen und deine Hände zum indischen Gruß zusammenführen, indem du die Handinnenflächen vor deinem Brustkorb zusammenführst.

In meinen Seminargruppen verneigen sich zum Abschluss der Meditation alle Teilnehmer*innen im Kreis stehend voreinander. Anschließend gehen wir schweigend in den Seminarraum zurück und bleiben dort für einige Minuten in Stille sitzen.

Wenn du ganz bei dir bist, spürst du, wie deine Körperenergie sich verändert. Du fühlst dich ruhiger und präsenter.

Die Gehmeditation solltest du täglich für mindestens 15 Minuten durchführen. In der Natur hat diese Art des Gehens eine andere Qualität, als wenn du es in einem geschlossenen Raum praktizierst. Primär kommt es jedoch auf deine innere Bereitschaft und eine behutsame Umsetzung an. Du wirst spüren, ob dir diese Form der Meditation entspricht und du sie in deinen Alltag integrieren möchtest.

Die Gehmeditation wird auch in Seminaren zur Gesundheitsvorsorge eingesetzt. Ihre entschleunigende Wirkung lässt uns Stress besser verkraften.

Meditation

Wer regelmäßig meditiert, weiß um die wohltuenden Auswirkungen des Zur-Ruhe-Kommens. Meditation gilt als gesundheitsfördernd. Neben der unmittelbaren Entspannung bietet sie bei regelmäßigem Üben sogar die Möglichkeit, Zugang zu tiefen Bewusstseinsebenen zu erhalten.

Beim Meditieren kannst du unter Umständen in Kontakt mit deinem verlorenen Zwilli kommen. Klienten berichten mir immer wieder, dass sie beim Meditieren mit ihrem verlorenen Geschwister in ein inneres Gespräch kommen konnten und dass ihnen dies geholfen hat, ihr Schicksal anzunehmen. Sie wertschätzen die heilsame Wirkung der Meditation als Möglichkeit, neben der Therapie selbst etwas für sich zu tun. Das meditative innere Gespräch mit ihrem Zwilli empfinden sie als wohltuende Bereicherung. Nach meiner Erfahrung lässt das Bedürfnis nach Kontakt mit dem verlorenen Geschwister nach einer gewissen Zeit nach. Der verlassene Zwilling hat dem verlorenen Geschwister dann einen festen Platz in seinem Leben zugeordnet, und beide Seelen können nun ihrer jeweiligen Bestimmung folgen.

Meditieren kann man in der Gruppe wie auch allein. Regionale Angebote für die Gruppenmeditation finden sich inzwischen zahlreich im Internet. Auch Volkshochschulen, Therapeuten, Klöster oder Yogaschulen bieten vielfach Meditationsgruppen an. Darüber hinaus gibt es CDs, Podcasts oder Apps mit Meditationsanleitungen. Wer das Meditieren erst einmal für sich ausprobieren möchte, muss sich auch nicht gleich ein spezielles Sitzkissen oder einen Meditationshocker anschaffen. Du kannst jede andere Sitzgelegenheit wählen, die für dich bequem ist. Schau bitte, dass du während der Meditation nicht durch andere Personen oder das Telefon gestört wirst. Jede Störung von außen bringt dich aus deiner inneren Aufmerksamkeit. Die Stille und ein gleichmäßig fließender, tiefer, aber unangestrengter Atem sind maßgebliche Aspekte, die dazu beitragen, dass du in tiefe Ruhe kommst und Kontakt zu tiefen Bewusstseinsschichten findest. Ich möchte an dieser

Stelle keine konkrete Anweisung für eine bestimmte Form der Meditation geben, sondern verweise auf das erwähnte breite Informationsangebot, das dir zur Verfügung steht. Du wirst sicher das für dich Passende finden.

Die Fähigkeit zum Meditieren trägt jeder von uns in sich. Wir müssen uns aber die notwendige Zeit und den Raum dazu zugestehen. Ebenso wie für alle anderen hier aufgeführten Übungen gilt auch für die Meditation, dass ein achtsames Vorgehen von zentraler Bedeutung ist. Unter Eile und Leistungsdruck wird kaum eine positive Wirkung spürbar werden.

Durch Handbewegung zur Seelenbewegung

Wie du in den Kapiteln 2 und 3 lesen konntest, haben überlebende Mehrlinge die Tendenz, vor allem im Außen zu leben. Zugang zu sich selbst und den eigenen Bedürfnissen zu finden fällt ihnen oft schwer. Viele kommen dennoch ganz gut durchs Leben, andere wiederum verlieren sich selbst. Sie wirken zerstreut, fahrig, konfus, nervös, aggressiv usw. Die nachfolgende Übung ist eines meiner bewährten Geheimrezepte. Du wirst damit auf einfache Weise zu deinem eigenen Seelencoach, wenn es darum geht, mehr bei dir selbst zu bleiben. Du hast die Wahl zwischen einer Variante im Sitzen oder im Stehen. Probiere aus, was dir mehr entspricht. Wichtig ist, dass du dich vor der Übung bemühst, aus dem reinen »Kopfbewusstsein« heraus und auf die Herz-Seelen-Ebene zu gelangen. Bist du bereit für das Experiment?

Übung

- Spüre in dich hinein, um herauszufinden, ob du die Übung lieber sitzend oder stehend durchführen möchtest.
- Wenn du das Sitzen bevorzugst, lade ich dich ein, deine Füße ganz bewusst auf den Boden zu stellen und über kurze Zeit so zu verweilen. Danach lenke bitte deine Aufmerksamkeit in die Füße.
- Im nächsten Schritt lade ich dich ein, deine Sitzbeinhöcker wahrzunehmen und zu schauen, in welcher Qualität du deinen Po spüren kannst.
- Wenn sich das alles gut anfühlt, so breite bitte beide Arme zur Seite aus.
- Sage nun laut: »Mehr und mehr komme ich zu mir. Es geht um mich. Ich bin bei mir, und ich bleibe bei mir.« Gleichzeitig bewegst du deine Arme von außen nach vorne und führst sie langsam auf deinen oberen Brustkorb zu, wo du sie für eine Weile lässt. Verweile bitte für einige Zeit in dieser Energie. Höchstwahrscheinlich löst diese Geste zusammen mit dem Satz ein tiefes Berührtsein in dir aus. Du bist jetzt auf einer tiefen seelischen Ebene mit dir in Verbindung.

Du kannst die Übung auf dieselbe Weise auch im Stehen durchführen. Du selbst entscheidest, ob du sie regelmäßig nutzen möchtest. Sie bietet sich immer dann an, wenn du geerdet sein willst, wenn du in der Gegenwart präsent sein möchtest.

Innere Sammlung und ein Gefühl der Orientierung sind positive Nebenwirkungen dieser Übung. Durch die Handbewegung kann vieles in dir zur Ruhe kommen.

Meine Klienten sind von dieser Übung durchweg emotional stark berührt. Ich lade sie dann jeweils ein zu beobachten, was sich bei ihnen auf der körperlichen, seelischen und emotionalen Ebene gerade verändert. Oft höre ich dann: »Ich wusste gar nicht, wie weit ich von mir selbst entfernt war«, »Mein Körper fühlt sich so ruhig an« oder »Ich empfinde tiefen inneren Frieden«. Die Kopflastigkeit nimmt ab. Der unsortierte Gedankenwirrwarr fängt an, sich aufzulösen. Der Atem fließt tiefer, Entspannung stellt sich ein.

Fühlst du dich angesprochen? Dann probiere die Übung aus. Du brauchst dazu keinen Therapeuten, nur dich selbst. Meines Erachtens sollte ohnehin jede Therapie darauf zielen, dass du selbst dein bester Therapeut wirst. Zu meinem beruflichen Ehrenkodex gehört, Menschen so zu begleiten, dass sie ihr Leben zukünftig eigenverantwortlich gestalten können.

Schutz- und Kraft-Impulse

Sich mit der Erde verbinden

Die folgende Übung hilft dir dabei, dich präsenter in deinem Körper zu fühlen, seelisch stabiler und weniger angespannt. In meiner Praxis setze ich sie immer dann ein, wenn ich spüre, dass mein Gegenüber wenig Bodenhaftung hat. Wer hingegen festen Boden unter den Füßen verspürt, hat es viel leichter, bei sich selbst zu bleiben, wenn es darauf ankommt.

Du findest alles, was du für diese Übung brauchst, in deinen eigenen vier Wänden. Also: Bist du startklar?

Übung

- Mach es dir auf einem Stuhl oder Sessel bequem. Achte darauf, dass deine Füße den Boden berühren.
- Lass bitte deine Augen offen und spüre, in welcher Qualität du den Boden unter deinen Füßen wahrnimmst. Sind deine Füße auf dem Boden deutlich wahrnehmbar, oder fühlen sie sich eher »schwebend« an? Sollte Letzteres der Fall sein, ist das kein Grund zur Sorge. Bleib also ganz entspannt und atme tief ein und ganz locker wieder aus. Lass deinen Atem einfach in seinem natürlichen Rhythmus fließen.

- Ist dir das gelungen, so stell dir bitte vor, dass aus deinen Füßen zartes Wurzelwerk wächst, das dich im Boden verankert.
- Beobachte bitte, was sich dadurch in deinem Körper verändert. Lass dabei die Augen geöffnet, damit du nicht gedanklich abdriftest.
- In der Regel wirst du nun deine Füße deutlicher spüren und auch den Boden unter deinen Füßen. Wahrscheinlich merkst du auch, dass dein Körper sich noch mehr entspannt und dass du ihn besser spüren kannst.
- Dein Atem fließt weiterhin ganz von selbst. Stell dir nun vor, wie die Wurzeln an deinen Füßen größer und stärker werden, wie sie sich verzweigen.
- Beobachte wieder, was sich dadurch bei dir auf der körperlichen und emotionalen Ebene verändert. Du musst dich dazu nicht anstrengen – lass dir Zeit, um die feinen Veränderungen in dir zu spüren. Womöglich verspürst du mehr Raum im Brustkorb. Dein Atem fließt noch tiefer, und du kannst wahrnehmen, wie du immer mehr innere Weite gewinnst.

An diesem Punkt kannst du die Übung beenden.

Durch das vertiefte Atmen gelangt mehr Sauerstoff in deinen Körper. Das tut ganz unmittelbar deiner Gesundheit gut.

Lass dir bitte Zeit für diese Übung. Sich gut zu verwurzeln passiert nicht mal eben schnell. Lass die

Übung in dir nachwirken. Beobachte bitte, ob sie dich nachhaltig zufriedener macht. Falls ja, kannst du sie immer wieder nutzen, wenn es darauf ankommt, gut geerdet zu sein.

Manche meiner Klienten praktizieren diese Übung kurz nach dem Aufstehen als Ritual, um gut durch den Tag zu kommen. Andere führen sie immer dann durch, wenn sie merken, dass ihnen der Boden unter den Füßen entgleitet. Die Übung lässt sich überall anwenden – zu Hause, in Bus oder Bahn, im Kino oder Restaurant, auf einem Parkplatz, in einem Park, im Büro etc. Sie ist eine therapeutische Einheit, die du dir zu jeder Zeit selbst gönnen kannst. Das Einzige, was du dazu brauchst, ist Zeit – 10 bis 15 Minuten reichen meist aus.

Anmerkung: Womöglich sitzt ein kleiner innerer Revoluzzer in dir, dem das alles viel zu aufwändig ist. Ihn gilt es liebevoll zu behandeln. Am besten ist, du fragst ihn ganz direkt, was er im Gegenzug dafür, dass du diese Übung machst, von dir haben will. So fühlt er sich ernst genommen und wird dir sagen, was zu tun ist, damit du mit deinem Erdungs-Ritual fortfahren kannst.

Ganzkörperverbindung mit der Erde

Für diese Übung brauchst du wiederum etwas Zeit sowie eine Decke oder Matte. Am besten ist es, wenn du die Decke/Matte im Garten, auf einer Wiese, im Wald, auf dem Balkon, der Terrasse oder an einem anderen Ort im Freien ausbreitest.

Übung

- Bitte lege dich auf deine Decke/Matte und versuche, eine bequeme Liegeposition zu finden.
- Schließe nun die Augen, um ungestört von äußeren Reizen zu sein.
- Wenn du so weit bist, lade ich dich ein, auf deinen Atem zu achten. Lass ihn ganz einfach nur fließen. Bis wohin dehnt er sich in deinem Körper aus?
- Dein Atem fließt von allein. Du darfst einfach nur sein. Dein Körper weiß, was er machen muss, er ist hochintelligent. Vertraue ihm. Du weißt, dass du dich an einem sicheren Ort befindest.
- Nun lade ich dich zum weiteren Erforschen deines Körpers ein. Dazu bleibst du weiterhin bequem liegen. An welchen Stellen hat dein Körper Kontakt zur Matte?
- Lass den Atem weiterhin einfach seinen natürlichen Fluss nehmen, ohne jegliche Anstrengung.
- Schau, ob du dein gesamtes Körpergewicht an die Unterlage abgeben kannst. Bei gelingender Entspannung geschieht dies ganz von selbst.
- Du kannst dir innerlich den Satz zusprechen: »Ich verbinde mich mehr und mehr mit der Erde.« Er kann wie eine Zauberformel wirken. Du gelangst dann aus dem leichten Schwebezustand, den du vielleicht bis hierher verspürt

hast, in eine angenehme Schwere. Du spürst die Verbindung zum Boden, die dir wiederum einen stärkeren Kontakt zu deinem Körper ermöglicht.

- Stell dir vor, wie du diese Erfahrung in jeder einzelnen Zelle deines Körpers abspeicherst, damit du sie bei Bedarf immer wieder abrufen kannst.
- Wenn du den Impuls verspürst, die Übung zu beenden, öffne bitte zunächst langsam die Augen. Lasse deinen Blick achtsam umherschweifen und nimm deine gesamte Umgebung ganz bewusst wahr.
- Sobald der innere Impuls zum Aufstehen kommt, folge ihm. Bringe dich aus der Liegeposition zunächst in eine sitzende Haltung. Lass deinen Blick noch einmal deine Umgebung behutsam erkunden. Manchmal braucht es im Sitzen noch ein kurzes Innehalten. Gönne dir diesen Moment des Verweilens und Nachspürens sowie des Dankens.
- Steh erst dann auf, wenn du den Impuls dazu spürst. Lasse deinen Blick ein weiteres Mal schweifen, um im gegenwärtigen Augenblick zu bleiben.
- Bedanke dich zum Schluss der Übung bei dir selbst. Du wirst selbst am besten spüren, welche Dankesform dir entspricht und was sie in dir bewirkt.

Füße und Wasser

Das Element Wasser ist lebenswichtig für uns. Seit Jahrhunderten werden Wasser-Anwendungen zu Heilungszwecken eingesetzt, etwa als Wechselbäder, Waschungen, Trinkkuren, Kneipp-Anwendungen. Je nach Alter besteht unser Körper zu 50 bis 75 Prozent aus Wasser. Bis zu unserer Geburt sind wir im Mutterleib von Fruchtwasser umgeben. Da ist es wenig verwunderlich, dass so viele Menschen sich zu Bächen, Flüssen, Wasserfällen, Seen und Meeren hingezogen fühlen.

Bei einem Aufenthalt am Meer hast du sicher schon beobachten können, wie viele Einheimische sich morgens und abends am Meeresufer aufhalten. Oft stehen die Menschen zusammen, blicken auf das Meer und reden miteinander. Auch ich selbst lasse mich in meinen Ferien an der See sehr gerne vom Naturschauspiel der auf- und untergehenden Sonne in Bann ziehen.

Auf Sri Lanka habe ich mit zwei Männern gesprochen, die bei Sonnenaufgang am Strand Yogaübungen machten. Sie erklärten mir, dass die Morgenstimmung am Wasser ihnen jeden Tag aufs Neue Kraft und Stärke schenke.

Falls du in einer wasserreichen Gegend lebst, hast du während des Sommers beste Voraussetzungen, um die nächste Übung auszuprobieren.

Übung

- Suche dir bitte einen Wasserort, egal, ob dies ein Bergsee, ein Baggersee oder ein Bach ist.
- Ziehe Schuhe und Socken aus und sorge für eine bequeme Sitzposition, damit du deine Füße langsam ins Wasser gleiten lassen kannst.
- In welcher Qualität nimmst du das Wasser an deinen Füßen wahr, und was verändert sich dadurch in deinem gesamten Körper?
- Lass deine Füße bitte nur so lange im Wasser, wie es für dich angenehm ist. Anschließend lässt du sie an der Sonne trocknen und achtest dabei wieder auf deine Körperempfindungen.

Vielleicht fühlt sich das so gut für dich an, dass du diese Prozedur wiederholen möchtest. Möglicherweise kannst du schon bald gar nicht mehr ohne dieses Ritual, weil es dir ein so belebendes und gleichzeitig wohliges Gefühl verschafft. Für mich selbst finde ich es immer wieder einfach genial, wie rasch solch ein Fußbad mir wieder frische Energie verschafft. Du kannst das Ritual auch noch erweitern: Wenn es am Rand des Sees oder Bachs viele Steine gibt, kannst du sie für eine Fußmassage nutzen. Obendrein hast du die Möglichkeit, den Boden, auf dem du gerade stehst, zu erkunden. Wie fühlt er sich an? Pendle bitte mit der Aufmerksamkeit zwischen dem, was in dir passiert, und der Wahrnehmung deiner Füße. Beobachte, ob du gleichzeitig mit dir selbst und mit der Natur verbunden sein kannst.

Für diejenigen unter euch, die keinen See oder Bach in der Nähe haben, empfehle ich Wechselbäder für die Füße. Alles, was du dazu brauchst, findest du in deinem Badezimmer.

Übung

- Entweder setzt du dich auf den Badewannenrand, oder du stellst dich in die Dusche. Wenn beides nicht vorhanden sein sollte, kannst du zwei kleine Plastikwannen verwenden, in die deine Füße bequem reinpassen. Bei der letztgenannten Variante füllst du in die eine Wanne warmes Wasser und in die andere Wanne kaltes Wasser ein.
- Zu Beginn lässt du das Wasser in einer für dich angenehmen Temperatur über deine Füße und Beine fließen.
- Speichere das damit verbundene Gefühl in dir ab und schau bitte, was sich bei dir verändert, wenn du nun das Wasser aus der Brause zunehmend kälter und dann wieder wärmer werden lässt (bzw. deine Füße abwechselnd in die Wanne mit kaltem und mit warmem Wasser eintauchst).
- Mit diesem Wechselspiel darfst du so lange experimentieren, bis du das Gefühl hast, dass du gut in dir angekommen bist.

Zum einen wirst du wahrnehmen können, wie belebend so ein Wechselbad ist und wie es dir hilft, deinen Körper zu spüren. Nebenbei entdeckst du so vielleicht ein wunderbares Ritual für den Start in den Tag. Wir gönnen unseren Füßen, die uns Tag für Tag durch unser Leben tragen, oft viel zu wenig Wohltuendes. Dabei sind sie ein hochsensibler Körperbereich, der auf Zuwendung äußerst dankbar reagiert.

Powerbank: die eigenen Ressourcen erschließen

Ich bin in den bisherigen Kapiteln immer wieder auf den hohen Stellenwert von Ressourcen in unserem Leben zu sprechen gekommen. Bei dieser Übung geht es darum, dass du dich direkt mit deinen Ressourcen verbindest. In einem meiner Seminare kam mir die Idee, eine »Powerbank« zu erstellen. Ich bat die Teilnehmer*innen, das, was sie als ihre Stärken empfanden, auf unterschiedliche Zettel zu schreiben. Auch Dinge im Außen, die sie als stärkend empfanden, sollten sie aufschreiben. Anschließend wurden die Zettel auf einen großen Bogen Papier gelegt. Nach und nach stellten die Teilnehmer*innen sich auf die Zettel und waren beeindruckt von der unmittelbaren Wirkung, die dies hatte.

Übung

- Du bist eingeladen, auf unterschiedliche DIN-A4-Blätter die Dinge zu notieren, die in dir als Kraftquelle vorhanden sind oder von denen du dir wünschst, dass sie es wären. Also etwa: Singen, Malen, Schwimmen, Radfahren, Wandern, Muße haben, Gartenarbeit, Zeit mit Freunden, Glaube, Lesen, Theater- und Konzertbesuche, ein sicherer Arbeitsplatz, gute Gespräche … die Liste kannst du nach deinem eigenen Belieben ändern und ergänzen.
- Wenn du alle stärkenden Eigenschaften aufgeschrieben hast, dann lege die Zettel auf einer auf dem Fußboden ausgebreiteten Decke aus. Platziere sie nach deinem inneren Gespür.
- Wirf einen Blick darauf und schau, was es mit dir macht, wenn du so viel Positives auf einmal vor dir siehst.
- Warte auf deinen inneren Impuls und gehe im Einklang mit deiner inneren Bewegung auf deine Ressourcen-Decke zu. Sie ist deine ganz persönliche Powerbank, die dir zur Verfügung steht, um Kraft und Energie zu tanken, indem du dich mit beiden Füßen auf die Decke stellst.
- Lass dir bitte Zeit, um deine Empfindungen zu spüren. Was nimmst du wahr? Was passiert in deinem Körper? Welche Gefühle melden sich? Was verändert sich in deinem Körper?

Du kannst die Übung mit offenen oder geschlossenen Augen durchführen. Schau bitte, welche Variante dir mehr entspricht und dir die meiste Energie schenkt.

Mit meinen Seminarteilnehmer*innen mache ich diese Übung, um gut geerdet in das Seminar starten zu können. Vielleicht möchtest auch du sie fest in deinen Tagesablauf einbauen? Deiner persönlichen Kreativität sind dabei keinerlei Grenzen gesetzt.

Eine Energiehülle erschaffen

Bei dieser Übung geht es überwiegend darum, dass du dir mithilfe deiner Vorstellungskraft eine unsichtbare Schutzhülle zur eigenen feinstofflichen Abgrenzung schaffst. Sie gewährt dir Schutz vor Fremdenergien.

Wenn du sehr feinfühlig und somit »energie-durchlässig« bist, bietet dir diese Übung einen sicheren Seelenschutz. Wenn du dich besser abgrenzen kannst, wird dir nicht mehr so schnell alles und jeder zu viel. Du sorgst gut für dich. Niemand kann das besser als du selbst. Vielleicht möchtest du die Übung zum Teil eines Morgenrituals machen, um gut geschützt den Tag zu beginnen.

Übung

- Begib dich in einen Raum, in dem du dich wohlfühlst, und schau zuerst einmal, ob du die Übung lieber im Stehen oder im Sitzen machen möchtest. Was fühlt sich für dich besser an?

- Stell dir im nächsten Schritt vor, wie dich eine Hülle aus hellem, leuchtendem Licht umschließt. Bitte wähle die Farbe nach deinen Empfindungen. Bewährt haben sich Gelb, helle Blautöne, Weiß, Orange und Lila.
- Verweile in dieser Vorstellung. Stell dir die Farbe, die du dir ausgesucht hast, intensiv vor und beobachte, was du dabei empfindest.
- Falls du die Erfahrung noch verstärken möchtest, führe langsam deine Hände über deinem Kopf zusammen. Die Handinnenflächen sollten sich dabei nur leicht berühren. Vielleicht spürst du jetzt, wie die energetische Hülle um dich herum, über dir und unter dir, größer wird. Symbolisch stehst du als Mensch im Mittelpunkt der Erde. Deine Hände, die nach oben zeigen, können als die Verbindung zum Göttlichen betrachtet werden.
- Schau bitte, was bis jetzt in dir passiert ist. Verweile einen Augenblick in der Kraft, die du in dir spürst, und bitte das Göttliche um seinen Segen für den heutigen Tag.
- Dann lässt du deine Hände langsam wieder nach unten gleiten und legst sie auf deinem Oberkörper übereinander. Verneige dich in stiller Dankbarkeit.

Der Schutzmantel, den du dir auf diese Weise zugelegt hast, wird dich während des Tages umgeben. Im Idealfall schreitest du mutiger und selbstbewusster durchs Leben. Du wirst spüren, wie lange du dieses Ritual brauchst.

Yoga, Chi Gong und Pilates: die Kraft der bedachten Bewegung

Wenn du ein bewegungsfreudiger Mensch bist, möchtest du vielleicht Yoga oder Chi Gong ausprobieren, um besser mit deinem Körper in Kontakt zu kommen. Der Ursprung des Yoga liegt wahrscheinlich in Indien und Jahrtausende vor unserer Zeitrechnung. Durch das tägliche Praktizieren von Yoga kann es dir gelingen, ein gutes Körpergefühl aufzubauen und zu erhalten. Ich bin zu wenig kompetent, als dass ich dir spezifische Übungen empfehlen könnte. Vermutlich gibt es aber in deiner Nähe etliche Yogalehrer oder -schulen, die in der Regel auch gerne eine Schnuppereinheit anbieten.

Ebenso wie Yoga bieten auch die achtsamen und langsamen Bewegungen des Chi Gong eine wertvolle Unterstützung, um sich besser mit dem Körper zu verbinden. Auch bei Chi Gong dürftest du in deiner Nähe ein breites Kursangebot finden.

Als letzte Einheit erwähne ich noch Pilates. Anders als Yoga oder Chi Gong dient Pilates mehr der gezielten Stärkung bestimmter Muskeln. Doch auch die körperliche Wahrnehmung spielt eine wichtige Rolle. Bei etlichen Pilates-Anbietern kannst du eine Kennlerneinheit in Anspruch nehmen.

Wie immer du dich entscheidest – lass dich leiten von dem, was sich für dich am besten anfühlt. Dann kannst du sicher sein, es ist dein Weg. Viel Spaß beim Ausprobieren!

Zum Ausdruck finden

Ein Mandala malen

Fantasie und Intuition sind Zwillinge. Beiden sind keine Grenzen gesetzt, beide beflügeln uns.

Eine meiner Klientinnen – nennen wir sie Isabelle – schickte mir als Dankeschön nach Abschluss der Therapie ein Mandala, das sie selbst kreiert hatte. Sie entdeckte ihre kreative Ader in sich, nachdem sie durch einen schweren Schicksalsschlag allen Lebensmut verloren hatte. Ihre Fantasie und die Kraft ihrer Intuition stellten den Bezug zu ihrem inneren Wissen her. So schaffte sie es, im Leben zu bleiben. Isabelle gestaltet nach ihrer Vorstellung ihre ureigenen Mandalas. Ihre Technik entspricht nicht den herkömmlichen Formen und Mustern. Von der Mitte des Blattes ausgehend weitet sie ihre Kunstwerke nach außen aus. Durch das Mandala-Malen verbindet sie sich mit ihrer eigenen Mitte, wie sie es ausdrückt. Sie folgt ihrer Intuition und Fantasie. Ihr Heilungsweg entstand aus der Kraft ihres Unterbewussten. Isabelle hat ihre innere Heilerin gefunden.

Das Ausmalen oder Gestalten von Mandalas bewirkt in unserem Inneren sehr viel. Im Buddhismus und Hinduismus wird das Erschaffen von Mandalas als etwas Meditatives und Spirituelles betrachtet. Eine Vielzahl von Anregungen und Malvorlagen findest du im Buchhandel. Wenn dich dieses Verfahren ansprechen sollte, dann schau, ob du deinen ganz eigenen Zugang dazu entwickeln kannst. Es ist egal, ob du selbst gestaltete Mandalas vorziehst oder bereits gestaltete Mandalas kreativ ausmalst. Ich wünsche dir viel Freude bei deiner schöpferischen Reise in dein Unterbewusstes.

Symbole und Rituale kreieren

Um die tiefe Bedeutung und Wirkung von Symbolen und Ritualen wussten bereits unsere Vorfahren. Manche Rituale und Symbole gelten als überholt, andere sind uns erhalten geblieben, neue sind hinzugekommen. Im Alltag praktizieren wir mehr Rituale, als uns bewusst ist. Rituale sind Handlungen, die wir in regelmäßigen Abständen wiederholen. Die tägliche Yogaübung oder das regelmäßige Meditieren sind als Rituale klar erkennbar. Aber auch wenn du deinen Tag an jedem Abend noch einmal Revue passieren lässt, ist dies ein Ritual. Auch das allabendliche Prozedere im Badezimmer vor dem Schlafengehen ist ein Ritual. Solche täglichen Praktiken vollführen wir meist, ohne ihnen eine tiefere Bedeutung beizumessen.

Rituale geben uns Sicherheit. Wenn du in einer Lebenskrise steckst, so kann ein Ritual dir Struktur, Mut und Kraft schenken.

Vielleicht entdeckst du dein ureigenstes Ritual, so wie es meine Klienten häufig tun. Für überlebende

Mehrlinge kann es hilfreich sein, eine Blume oder andere Pflanze einzupflanzen. Oder du legst an einen für dich stimmigen Platz einen Stein zum Gedenken an deinen verlorenen Zwilli.

Deine Gedanken, Wünsche, das, was dich belastet, kannst du aufschreiben und die Zettel anschließend in einer Feuerschale verbrennen. Das Verbrennungsritual beinhaltet eine spezielle Kraft, denn dadurch findet eine Transformation statt. Wofür du dich auch immer entscheidest, das Ganze sollte für dich stimmig sein und sich aus deinem Inneren heraus entwickeln. Ein Ritual kann sich im Laufe des Lebens auch verändern.

Auch Symbole betrachte ich als kraftspendende und verbindende Zeichen. Diesbezüglich lerne ich sehr viel von meinen Klienten. Wenn es um das Thema des vorgeburtlichen Geschwisterverlusts geht, bin ich immer wieder erstaunt über den Ideenreichtum meiner Klienten.

In der Natur gibt es manches, das Geschwisterlichkeit oder die Zweisamkeit von Zwillingen symbolisiert, beispielsweise zwei oder drei miteinander verbundene Eicheln. Du findest sie in unterschiedlichen Formen bzw. Größen im Herbst auf dem Boden liegend oder auch noch am Baum hängend. Wenn du die Frucht des Ahornbaums genauer betrachtest, siehst du, dass es sie nur im Doppelpack gibt. Dieses Symbol vermittelte einem meiner Klienten, der ein überlebender Mehrling war, inneren Halt. Ich selbst konnte einmal während eines Spaziergangs an einem Maisfeld dem Impuls nicht widerstehen, einen Maiskolben mitzunehmen. Als ich die äußeren Blätter vorsichtig herunterzog, lag in meiner Hand ein wunderschöner Maiskolben. Bei genauerem Hinsehen zeigte sich am unteren Ende ein weiterer kleiner Fruchtstand, der sich aber nicht weiterentwickelt hatte. Anscheinend gibt es das Phänomen des verlorenen Zwillings auch in der Natur und nicht nur bei uns Menschen.

Manche meiner Klienten haben sich ein symbolisches Schmuckstück zugelegt, das für ihr verlorenes Geschwister steht. Oder sie kreieren in irgendeiner anderen Art und Weise etwas, das für sie stimmig ist. Manche benötigen für eine Weile eine zusätzliche »zweite Haut« und legen sich nachts unter eine zweite kuschlige Decke.

Schau, welche inneren Impulse dir kommen, wenn du an deinen verlorenen Zwilling denkst. Das aktive und kreative Umsetzen dieser Impulse wird deinen Heilungsprozess unterstützen.

Schreiben

Wer gerne schreibt, weiß um die Kraft und Wirkung des Schreibens bzw. des geschriebenen Wortes. Eine Niederschrift zeugt von einer inneren Botschaft. Diese kann an uns selbst gerichtet sein, an eine reale Person in unserem Leben oder an eine fiktive Persönlichkeit. Mitunter sind Tagebücher nicht nur ein wertvolles Gut für ihre Verfasser selbst, sondern auch für Menschen nachfolgender Generationen – denken wir etwa an die Aufzeichnungen von Wolfgang Borchert, Anne Frank oder Dietrich Bonhoeffer.

Ich möchte dich zum Schreiben ermutigen, wie ich es auch bei meinen Klienten oft tue. Gedanken, Gefühle, Erlebnisse, Wünsche, Wahrnehmungen etc. bekommen einen anderen Stellenwert, wenn sie schriftlich festgehalten werden. Du hast beim Schreiben auch die Möglichkeit, mit deinem verlorenen Zwilling zu kommunizieren. Entscheide bitte selbst, ob du deine Niederschriften aufbewahren möchtest oder sie irgendwann dem Feuer übergibst – dadurch wird dem Geschriebenen eine noch intensivere Transformation ermöglicht.

Eine Idee wäre, so zu beginnen:

Übung

- »Ich sitze heute hier und schreibe meine Gedanken und Gefühle für meinen verlorenen Zwilling auf. Ich wähle diesen Weg, um mit ihm zu sprechen. Ich weiß, er wird mir niemals zurückschreiben. Für mich ist das Schreiben eine Ausdrucksform, um mich mit dem Thema bewusst zu befassen …«
- Wenn du ins Stocken gerätst, beginnst du wieder mit dem Satz: »Ich sitze heute hier und schreibe meine Gedanken und Gefühle auf …« Alles Weitere wird wie von allein aus deiner Feder fließen.

- Du wirst spüren, wann für dich der Zeitpunkt gekommen ist, deine Niederschrift zu beenden. Vielleicht reichen 15 Minuten oder eine halbe Stunde aus; vielleicht möchtest du am nächsten Tag weiterschreiben. Schau bitte, was für dich das richtige Maß ist.

Es ist deine Entscheidung, ob du den Text aufbewahrst oder mit ihm ein Verbrennungsritual praktizierst. Ich wünsche dir einen guten Schreibfluss und eine liebevolle Begegnung mit dir und deinem seelischen Thema.

Impulse für Eltern

Für Eltern mit Schreibaby: Pucken

Eingangs dieses Buches habe ich darüber gesprochen, dass Babys, die während ihrer Zeit im Mutterleib ein Geschwister verloren haben, oft Schreibabys sind. Ein Baby, das über viele Stunden des Tages – und der Nacht! – schreit, stellt das Nervenkostüm seiner Eltern auf eine Zerreißprobe. Hilfreich ist, wenn du dir gelegentlich eine Auszeit von ein, zwei Stunden nehmen kannst. Schau, welche Menschen in deinem Umfeld sich für kurze Zeit liebevoll um dein Baby kümmern können. Versuche in dieser Zeit aber nicht, hektisch all das an Arbeit nachzuholen, was dir liegengeblieben ist, sondern nutze sie, um dir selbst etwas Gutes zu tun oder einfach um etwas Schlaf zu bekommen. Du wirst dich danach deutlich entspannter wieder deinem Kind zuwenden können. Kinder spüren sehr genau, in welcher Verfassung ihre Eltern sind. Gerade bei Schreikindern wirkt es Wunder, wenn Mutter und Vater regelmäßig ihr Nervensystem stabilisieren.

Lass dein Baby nicht lange allein, wenn es weint. Es kann sich noch nicht selbst beruhigen. Durch deine liebvolle Hinwendung leistest du einen wertvollen Beitrag zur Entwicklung seines Vertrauens in die Welt und seiner seelischen Widerstandskraft. Widme deinem

Kind beim Stillen oder anderen Aktivitäten deine volle Aufmerksamkeit. Das Handy kann warten.

Deine Hebamme steht dir mit Rat und Tat zur Seite. Frag sie, was sie zum Pucken von Säuglingen meint, und lass es dir ggf. zeigen. Pucken, also das enge Einwickeln in ein Tuch, macht es deinem Kind leichter, seine körperlichen Grenzen zu spüren. Es wirkt beruhigend, weil es an die geborgene Begrenzung im Mutterleib erinnert.

Wenn dein Baby verzweifelt weint oder während du es stillst, kannst du es ebenfalls behutsam seine Körpergrenzen spüren lassen. Dazu nimmst du dein Baby entweder liegend auf deinen Arm. Die andere Hand legst du vorsichtig mit sehr wenig Druck an seinen äußeren Oberarm. Eine weitere Möglichkeit ist, das Baby behutsam so mit beiden Händen zu halten, dass es die äußeren Grenzen seiner Oberärmchen spürt und das Gehalten-Werden wahrnehmen kann. Wichtig ist, dass du deinem Baby dabei Blickkontakt ermöglichst – den braucht es, um sein Nervensystem zu regulieren.

Ein verlassenes Zwillingskind altersgerecht begleiten

Manche Kinder, die einen vorgeburtlichen Geschwisterverlust erlitten haben, sind sehr zappelig, unruhig und manchmal zudem ohne ersichtlichen Grund recht aggressiv. Auch das kann für Eltern eine ziemliche Herausforderung sein. Mitunter triggert solch ein »schwieriges« Kind auch ihre eigenen unbearbeiteten inneren Themen. Wie begleitet man als Eltern solche Kinder altersgerecht?

Grundsätzlich sollte ein Kind seinen natürlichen Bewegungsdrang bis zu einem gewissen Maß ausleben dürfen. Grenzen dürfen von Seiten der Eltern benannt werden, sollten jedoch nicht zu eng gesteckt sein. Je mehr das Kind sich eingeengt fühlt, desto unruhiger wird es werden.

Gönne dir und deinem Kind so viel Bewegung wie möglich. In der Natur findest du ausreichend Möglichkeiten dazu. Nach dem ausgelassenen Toben, Verstecken oder Fangen spielen oder dem Bau eines Staudammes am Bachlauf sollten wiederum Zeiten des gemeinsamen Kuschelns, des Gesprächs und der Ruhe eingeflochten werden.

Kinder, die ohne ihren verlorenen Zwilli durchs Leben gehen müssen, sind in besonderer Weise herausgefordert. Oft zeigt sich dies in Form von Ängsten, die von außen betrachtet übertrieben oder unverständlich erscheinen können. So kann etwa eine Klassenfahrt, die mit einer auswärtigen Übernachtung verbunden ist, ein verlassenes Zwillingskind vor eine innere Zerreißprobe stellen.

Als Vater oder Mutter solltest du die Ängste deines Kindes ernst nehmen. Frag es, wovor es sich fürchtet und was ihm helfen würde, damit es sich sicherer fühlt. Deine Nähe, dein Verständnis und dein inneres Verbundensein sind für dein Kind sehr wichtig. Vermeide

Aussagen wie etwa: »Was ist nur los mit dir? Andere Kinder haben kein Problem damit, auf Klassenfahrt zu gehen.« Achte das Anderssein deines Kindes und signalisiere dein Verständnis für das, was es empfindet. Allein das kann ihm ein grundlegendes Gefühl von Sicherheit vermitteln. Ein Satz wie etwa »Ich bin für dich da, ich bleibe auch für dich da, und ich begleite dich auf deinem Weg, so gut ich kann« bewirkt oft wahre Wunder. Aber Vorsicht: Dein feinfühliges Kind wird spüren, ob du das nur so dahersagst oder wirklich tief empfindest.

Versuche, gemeinsam mit deinem Kind Lösungen für das zu finden, was es umtreibt und ängstigt. Bezogen auf die Klassenfahrt kann solch eine Lösung darin bestehen, dass dein Kind ein Kuscheltier, seine Schmusedecke oder ein Kleidungsstück von dir mitnimmt, über dessen vertrauten Geruch es deine Nähe spüren kann. Sprich auch mit den Lehrern deines Kindes über dessen schulbezogene Ängste und ihre Ursache. Nur so haben sie die Möglichkeit, dein Kind unter einem neuen Blickwinkel zu sehen.

Manche Kinder wissen bereits sehr früh von ihrem verlorenen Zwilli und sprechen mit ihren Eltern darüber. So habt ihr als Familie die Möglichkeit, gemeinsam um das nicht geborene Kind bzw. Geschwister zu trauern. Du kannst deinem Kind etwa sagen: »Weißt du, wir sind traurig, dass wir dein Zwillingsgeschwisterchen nie in den Armen halten durften, so wie dich. Wir hätten euch gern beide in der Familie gehabt. Wahrscheinlich haben wir keine Ahnung, was du da vor deiner Geburt aushalten musstest. Aber wir sind für dich da, wann immer du unsere Nähe brauchst.« Dies wird dazu beitragen, dass die Anspannung im Nervensystem deines Kindes sich löst, und sich positiv auf das Miteinander in der Familie auswirken.

Falls dein Kind nichts von dem vorgeburtlichen Geschwisterverlust weiß, du als Mutter oder Vater aber sehr wohl, lässt sich nicht prinzipiell sagen, ab welchem Alter es sinnvoll ist, mit dem Kind über das vorgeburtliche Trauma zu sprechen. Auf alle Fälle solltest du dabei sehr vorsichtig vorgehen, um dein Kind nicht zu überfordern. Wichtig ist auch, dass du deinem Kind genügend Raum und Zeit lässt, um auf die Nachricht zu reagieren. Du solltest darauf gefasst sein, dass dein Kind infolge seines inneren Leidensdrucks möglicherweise mit Wut und Trotz reagiert. Wenn du Verständnis für diese Wut aufbringen kannst, hat das eine wichtige unterstützende Wirkung auf den weiteren inneren Prozess deines Kindes. Wo Raum für schwierige und »negative« Gefühle ist, kann auch ein unruhiges, ängstliches Kind ein immer besseres Gefühl für sich selbst entwickeln.

Teil 5

Wenn ein Kind vor der Geburt verloren geht: Betroffene berichten

In diesem Teil des Buches erzählen einige meiner Klienten über ihr Leben mit dem vorgeburtlichen Verlust eines Kindes bzw. eines Geschwisters. Denn wer könnte besser über die alltäglichen Herausforderungen berichten als die Betroffenen selbst?

Ein doppelter Zwillingsverlust

Schon als mein Mann und ich entschieden, dass wir Kinder haben möchten, hatte ich das Gefühl, dass ich einmal Mutter von Zwillingen sein werde. In meiner ersten Schwangerschaft wurde unsere Vorfreude durch eine Zwischenblutung in der 10. Schwangerschaftswoche getrübt. Der Arzt untersuchte mich und meinte: »Das gibt es manchmal. Mit dem Baby ist alles in Ordnung.«

Dass ich mit dieser Blutung ein Kind und unser Sohn seinen Zwilling verloren hatte, wussten wir zu diesem Zeitpunkt noch nicht. Die weitere Schwangerschaft und die Geburt verliefen ohne weitere Probleme. In den ersten Monaten nach der Geburt weinte unser Sohn David sehr viel. Für uns war kein Grund erkennbar. Später entwickelte er sich zu einem ruhigen und lieben Kind. In der Spielgruppe und im Kindergarten war David sehr schüchtern, zurückhaltend und verträumt. Wenn ihm etwas aufgetragen wurde, brauchte er viel Zeit, um es zu erledigen. Bei einer vorschulpädagogischen Abklärung wurde jedoch nichts Außergewöhnliches festgestellt.

Mit ca. sechs bis sieben Jahren rief David nachts immer wieder nach mir, weil er einen kleinen Jungen neben seinem Bett stehen sah, ganz in Weiß gekleidet. Ich dachte natürlich an einen wiederkehrenden Albtraum. Heute gehen wir davon aus, dass Davids im Mutterleib verstorbener Zwillingsbruder die Nähe zu ihm suchte. Mit 13 Jahren hat er das Thema in einer therapeutischen Sitzung angeschaut. Heute ist er guter Dinge und kann mit dem Wissen um seinen verlorenen Zwilling umgehen.

Meine zweite Schwangerschaft verlief ohne Probleme. Allerdings gab es bei der Geburt Komplikationen. Michael war ein sogenannter »Sternengucker«, kam also mit dem Gesicht nach oben zur Welt. Er musste mit der Zange geholt werden. Für mich und sicher auch für ihn war das eine traumatische Erfahrung. Zum Glück war Michael trotz der schwierigen Geburt gesund. Bis zu seinem sechsten Lebensmonat war er sehr pflegeleicht und ein richtiger Sonnenschein. Danach schrie Michael in der Nacht pausenlos und ließ sich kaum noch beruhigen. Auch tagsüber wollte er viel in meiner Nähe sein oder von mir getragen werden.

Michael war sehr auf mich fixiert und litt unter ausgeprägter Trennungsangst. Die Spielgruppen- und Kindergartenzeit brachten wir mehr schlecht als recht hinter uns, denn er wollte nach wie vor nicht von zu Hause weg. Trotz allem war er ein sehr lieber und fröhlicher Junge; er war noch verträumter als sein Bruder David.

In Michaels Schulzeit baten uns seine Lehrer dann immer wieder zum Gespräch. Michael war zu langsam, zu verträumt, hörte nicht richtig zu und führte ihre Anweisungen nicht richtig aus. In der vierten Klasse fand eine Abklärung mit der Schulpsychologin statt. Seine Lehrerin dachte, er habe Probleme damit, das, was er hörte, praktisch umzusetzen – eine Wahrnehmungsstörung. Die Abklärung ergab, dass Michael in einigen Bereichen sogar überdurchschnittlich begabt war. Bis zur fünften Klasse hatte er dann einige Therapien und weitere Abklärungen hinter sich. An seinem Verhalten änderte sich nichts. Im Gegenteil: Die ständigen Tests nagten an seinem Selbstvertrauen. Mit zehneinhalb Jahren wollte er nicht mehr richtig essen, weil er sich zu dick fühlte – in Wahrheit war Michael ein sehr schlankes Kind. Innerhalb kürzester Zeit verlor er vier Kilo. Aus unserem fantasievollen, verspielten, lieben Jungen wurde plötzlich ein aggressives, unzufriedenes und ständig nörgelndes Kind. Jede Mahlzeit wurde für die ganze Familie zum Albtraum.

Obwohl wir uns frühzeitig professionelle Hilfe suchten, konnten wir Michael nicht davor bewahren, in die Magersucht abzurutschen. Als er bei einer Größe von 1,50 Meter noch 29 Kilo wog, wurde er ins Kinderkrankenhaus eingeliefert. Er musste zehn Wochen lang dort bleiben und wurde fünf Wochen lang künstlich ernährt. Michael empfand in dieser Zeit keinerlei Lebensfreude mehr und war in einem tiefen schwarzen Loch, wie er selbst sagte. In dieser Zeit lernten wir Inge Danke kennen. Sie war für uns alle eine große Hilfe, jemand, der uns wieder Hoffnung und Zuversicht gab. In wenigen Einzelsitzungen erkannte Michael, dass auch er vor seiner Geburt einen Zwilling verloren hatte. Diese Erkenntnis und die Auflösung seines vorgeburtlichen Traumas sowie das Auflösen des Geburtstraumas waren wichtige Schritte auf seinem Heilungsweg. Schließlich gelang es ihm, aus dem tiefen schwarzen Loch der Magersucht herauszukommen.

Michael ist sehr sensibel und feinfühlig. Er spürt Dinge, die andere nicht wahrnehmen können. Als er neun Jahre alt war, besuchten wir Freunde über das Wochenende und hatten vor unserer Abfahrt unsere Hasen im Freigehege gelassen. Am Abend wurde Michael plötzlich unruhig und hatte Angst um die Hasen. Er fragte mich immer wieder, ob ihnen auch nichts passieren könne. Als wir nach Hause kamen, sahen wir, dass ein Fuchs einen der Hasen geholt hatte. Ein Zufall? Nein!

Ein Jahr später, während er im Krankenhaus war, rief er am Abend an, um sich zu vergewissern, dass es den Hasen gut ging. Ich ging raus, um nach ihnen zu sehen. Sie waren beide tot.

Vier Jahre nach Michael wurde unsere Tochter Kathrin geboren. Sie ist jetzt zwölf Jahre alt, gesund und munter. Anscheinend ist sie als einziges unserer Kinder vom vorgeburtlichen Zwillingsverlust verschont geblieben.

Unserem Michael geht es heute gut. Neben seinem vorgeburtlichen Geschwisterverlust weiß er um seine besondere Begabung, Dinge wahrzunehmen, die für andere Menschen nicht spürbar sind. So gut wir können, begleiten wir ihn und achten seine feinfühligen Fähigkeiten. Wir versuchen dafür zu sorgen, dass er durch seine besondere Wahrnehmungsfähigkeit nicht überfordert wird. Das gelingt mal mehr, mal weniger gut. Inzwischen ist Michael 16 Jahre alt. Er ist Klassenbester und liegt weit über dem Durchschnitt. Nach den Sommerferien startet er mit dem Schwerpunkt Mathematik in die Abschlussklasse.

Ein Bruder namens Nick

Ich heiße Lena, und als ich vier Jahre alt war, erfuhr ich, dass ich einen verlorenen Zwilling habe. Damals fand ich das witzig und interessant, habe aber wahrscheinlich noch gar nicht richtig verstanden, was das bedeutet. Ich gab meinem verlorenen Zwillingsbruder den Namen »Nick«.

Mit elf Jahren war es dann plötzlich sehr schwierig. Alle sagten, dass Nick doch irgendwie immer bei mir sein werde und mich begleite, aber ich wollte ihn lebend hier bei mir auf der Erde haben. Ich vermisste ihn schmerzlich.

Ich ging zu Frau Danke. Sie half mir, den Verlust meines Bruders zu akzeptieren. Inzwischen habe auch ich das Gefühl, dass er irgendwie bei mir ist und mich begleitet. Jetzt bin ich auch ein Jahr älter und kann besser damit umgehen.

Wenn ich noch weitere Geschwister hätte, wäre das mit Nick wahrscheinlich gar kein Problem gewesen, aber in dem Moment, als ich anfing, mir Geschwister zu wünschen, war es natürlich sehr schwierig.

Lenas Mutter berichtet:
Ich weiß nicht mehr genau, wie ich darauf gekommen bin, dass bei der Schwangerschaft mit Lena vielleicht noch ein weiteres Kind in meinem Bauch war. Ob ich etwas gelesen oder gehört hatte, daran kann ich mich leider nicht mehr erinnern. Es fiel mir aber irgendwann wie Schuppen von den Augen, dass diese Blutung in der 8. Schwangerschaftswoche etwas zu bedeuten hatte. Lena war damals noch ziemlich klein. Ich habe mit ihr darüber gesprochen, so wie wir auch darüber gesprochen haben, dass ich nach ihrer Geburt noch mindestens zwei Fehlgeburten hatte. Das Wissen um diese

verlorenen Kinder war bei uns immer ganz selbstverständlich präsent. Lena hat auch ihren Freundinnen von ihrem verlorenen Zwillingsbruder erzählt.

Als Lena elf Jahre alt war und wir in den Bergen unsere Sommerferien verbrachten, kam eine riesige Trauer über sie. Sie war verzweifelt, dass sie ihren Bruder nicht wirklich kannte und nicht mit ihm zusammen sein konnte. Auch die Vorstellung, dass er zwar irgendwie präsent, aber nicht sichtbar ist, fand sie furchtbar. Damals erzählte ich meiner Schwester davon; sie gab mir den Tipp, mich bei Inge Danke zu melden. Wir sind als Familie zu unserem ersten Termin bei ihr gegangen. Während der Sitzung haben wir aber alle gespürt, dass es besser wäre, wenn Lena allein mit Inge im Raum wäre. Mit Lenas Einverständnis haben wir dann den Raum verlassen und im Nebenraum gewartet. Die Sitzung hat lange gedauert.

Auf dem Heimweg, beim Warten auf den Bus, ist Lena fast geplatzt vor Freude und Erleichterung. Sie hatte während der Sitzung die Möglichkeit bekommen, mit Nick zu sprechen und ihre offenen Fragen zu klären.

Seither ist etwa ein Jahr vergangen. Die Trauer über den Verlust von Nick hat sich gewandelt. Neue Themen sind zum Vorschein gekommen. Lena braucht immer noch viel Zeit, um mit neuen Situationen klarzukommen, aber diese Zeit nehmen wir uns.

Diese ewige unklare Sehnsucht

11. September 2001: ein erschütternder Tag für die ganze Welt – aber auch für mich ganz persönlich. Denn an diesem Tag wurde ich mit starken Unterleibsschmerzen und Blutungen ins Krankenhaus eingeliefert. Die Ärzte diagnostizierten eine Eileiterentzündung. Für mich bedeutete dies in den darauffolgenden Tagen absolute Bettruhe und Antibiotika. Die Ärzte sagten mir, dass ich infolge der Entzündung möglicherweise unfruchtbar sein könnte.

Dies war ein heftiger Schock für mich und machte mir große Angst. Ich fühlte mich noch über Wochen erschüttert, innerlich leer und mit meinen Gefühlen allein gelassen.

Kurze Zeit danach wurde ich am Eierstock operiert, denn dort war im Ultraschall ein unklarer Befund zu sehen, der zu wachsen schien. Die Gewebeuntersuchungen zeigten, dass es sich um Haare, Talg und Knochenteile handelte – ein abgestorbener Zwilling. Dieser Befund traf mich in meinem Innersten und löste in mir eine ungeheure Sehnsucht aus, ohne dass ich eigentlich wusste, wonach ich mich denn so sehr sehnte.

Ich konnte das Wissen um mein verloren gegangenes Geschwister für mich noch nicht einordnen. Ich bemerkte nur, dass der Wunsch nach eigenen Kindern stetig wuchs. Als ich dann mit 22 Jahren feststellte, dass ich schwanger war, war ich überrascht und zugleich tief bewegt. Ich freute mich sehr und hatte das erste Mal in meinem Leben das Gefühl, vollkommen zufrieden und ausgefüllt zu sein.

Zu Beginn der Schwangerschaft hatte ich wiederholt starke Blutungen, die mich immer wieder mit der Angst konfrontierten, diesen kleinen Menschen zu verlieren. Kaum war mein Sohn Noé gesund zur Welt gekommen, regte sich in mir der Wunsch nach einem zweiten Kind.

Zwei Jahre später wurde ich erneut schwanger. Auch in dieser Schwangerschaft hatte ich immer wieder starke Blutungen, und es wiederholte sich noch etwas: Auch nach der Geburt meines zweiten Jungen – Lio – hatte ich bald wieder den Wunsch nach einem weiteren Kind. Auch mit zwei Kindern fühlte ich mich nicht ausgefüllt und irgendwie unvollständig.

Zwei Jahre darauf brachte ich meinen dritten Sohn Joa zur Welt. Als Mutter von drei Kindern war ich vor allem tagsüber stets beschäftigt und hatte zumindest einen ausgefüllten Alltag. Aber meine unklare Sehnsucht blieb und ließ sich nicht stillen. Ich kam niemals richtig zur Ruhe und stellte mir immer wieder dieselbe Frage: Warum bin ich nicht zufrieden mit mir und meinem Leben?

In der Hoffnung, weniger rastlos zu sein und mehr bei mir sein zu können, trennte ich mich vom Vater meiner Kinder, meinem damaligen Ehemann. In den darauffolgenden Jahren wurden meine drei Söhne immer wieder von Ängsten heimgesucht, die unseren Alltag immer mehr beherrschten. Aus heutiger Sicht muss ich mir eingestehen, dass es uns allen damals nicht gut ging. Dies zeigte sich vor allem im Alltag, der zunehmend von Streit, gegenseitigen Verletzungen und einer tiefen Traurigkeit geprägt war.

Durch einen – rückblickend glücklichen – Zufall kam ich zu Inge. Gleich zu Beginn der ersten Sitzung kamen wir auf das Thema meiner Eierstock-OP und den damaligen Zwillingsbefund zu sprechen. Das Thema löste in mir sehr ambivalente Gefühle aus. Ich war nervös, ängstlich und gleichzeitig voller Neugierde. Inge führte mich bald in die Nähe meines abgestorbenen Zwillings, für mich mein Bruder. Es fühlte sich gut an, mit ihm in Kontakt zu sein, zu wissen, was er »fühlt und denkt«. Dies war ein sehr eindrückliches, von Liebe geprägtes Erlebnis. Ich ging gelöst und innerlich zufrieden aus dieser Sitzung und war gespannt, wie sich das Erlebte auf mich und mein Umfeld auswirken würde. Gleichzeitig fasste ich den Entschluss, mit meinen Kindern ebenfalls zur Therapeutin zu gehen.

Auch bei Noé stellte sich heraus, dass er einen verlorenen Zwilling hatte. Die Blutungen während der Schwangerschaft waren also eine Fehlgeburt gewesen. Noé interessierte sich sehr für diesen Teil seiner Geschichte und war in den therapeutischen Gesprächen sehr offen und zugewandt. Auch Lio, mein Mittlerer, hat im Mutterleib einen Zwilling verloren. Er kann diese Erfahrung aber für sich noch nicht einordnen und blieb nach der therapeutischen Sitzung eher ratlos zurück. Ich denke, er braucht noch Zeit.

Bei Joa, meinem Jüngsten, zeigen sich bisher noch keine Anzeichen für ein vorgeburtliches Trauma.

Dadurch, dass wir uns die frühen Entwicklungstraumata in unserer Familie bewusst gemacht und angeschaut haben, konnten sich Missstimmungen in unserem Alltag lösen. Unser gemeinsames Leben ist ruhiger und zufriedener geworden. Wir verstehen einander nun besser. Ich konnte auch endlich mit dem Wunsch nach weiteren Kindern abschließen.

Durch die Therapie bin ich mir meiner selbst bewusster geworden. Ich bin mehr bei mir, genieße die Zeit mit meinen drei Söhnen und bin stolz auf mein Leben, so wie es jetzt ist.

Als stünde jemand neben oder hinter mir

Schon sehr früh in meinem Leben hatte ich das starke Gefühl, dass etwas Wichtiges an meiner Seite fehlte. Je älter ich wurde, desto größer wurde meine Sehnsucht. Jedoch konnte ich dieses Gefühl nicht einordnen und wusste auch nicht, wonach ich suchen sollte. Mir war also nicht bewusst, was das Suchen zu bedeuten hat und was ich suche. Meine Eltern waren es nicht, die Schwester ebenfalls nicht. Was mir seltsam vorkam: Oft hatte ich das Gefühl, als würde jemand neben mir oder hinter mir stehen – nicht als Gestalt, sondern mehr als eine Art Energie, die mir Schutz und Geborgenheit gab.

Je älter ich wurde, desto stärker wurden der Schmerz und die Sehnsucht. Als Erwachsener habe ich dann einige wirklich seltsame Gewohnheiten entwickelt. Ich habe beispielsweise alles im Doppelpack eingekauft, gegessen, getrunken ... immer für zwei.

Selbst in der Zeit, in der ich in einer Beziehung lebte, begleitete mich das Gefühl, dass etwas fehlte. Manchmal träumte ich Dinge, die meine Sehnsucht noch verstärkten. Eines Morgens zum Beispiel erinnerte ich mich, dass ich von einem kleinen Mädchen mit langen blonden Haaren geträumt hatte, die wie Gold schimmerten. Sie kam mich besuchen. Sie sah mir verblüffend ähnlich, denn ich selbst trug bis zum fünften Lebensjahr lange blonde Haare. Das kleine Mädchen in meinem Traum war sehr fröhlich, es tanzte um mich herum und lachte. Pferde begleiteten uns. Mir wurde sofort bewusst, dass dieser Traum eine verschlüsselte Botschaft für mich war. Nur fehlte mir leider der Schlüssel, um die Botschaft zu verstehen.

Anfang 30 erfüllte ich mir einen Lebenstraum. Ich erwarb eine Stute. Sie war bildschön, verträumt, verspielt, feinfühlig und zugleich sehr fordernd und bestimmend. Sie formte mich zu dem Menschen, der ich heute bin. Wir hatten eine wunderschöne, wenn auch kurze Zeit miteinander. Mein Pferd stillte einen großen Teil der Sehnsucht in mir. Die Verbundenheit zwischen uns war sehr stark. Selbst jetzt, nach ihrem Tod, ist die Verbindung nicht abgebrochen. Gerade durch ihren tragischen Unfall durfte ich wundervollen Menschen begegnen, die mich heute noch durchs Leben begleiten. Durch sie durfte ich erfahren, dass es weit mehr Dinge auf dieser Welt gibt, als wir mit bloßem Auge erkennen können. Die Erfahrungen mit meinem Pferd haben mich dazu gebracht, mich zum Tierheilpraktiker ausbilden zu lassen.

In dieser Zeit habe ich auch Kontakt zu Inge aufgenommen. Ihre einfühlsame Art und ihr Gespür für Übersinnliches haben mir ermöglicht, in Einzelsitzungen viele belastende Lebensthemen aufzuarbeiten. In verschiedenen Aufstellungen wurde das Thema des verlorenen Zwillings immer deutlicher und präsenter. Es wühlte mich emotional so sehr auf, dass ich gar nicht umhinkonnte, mir einzugestehen: Dies ist ein Teil meiner Geschichte.

Auch wenn ich spürte, dass ich das Thema eigentlich genauer anschauen sollte, kam immer wieder irgendetwas dazwischen, was ich nur zu gern zum Anlass nahm, dem anstehenden Thema auszuweichen. Meine Gefühle wurden immer stärker, die Emotionen immer heftiger. Wenn ich bestimmte Lieder im Radio hörte, brach ich in Tränen aus.

Nach der Trennung von meinem Partner und der Neuorientierung in meinem Leben wusste ich: Es ist an der Zeit, den vorgeburtlichen Geschwisterverlust anzugehen. Ich entschloss mich, dies im Rahmen eines Seminars zu tun, dessen Titel »Mut zur Veränderung« lautete. Während meiner Aufstellung, die wir im Seminar machten, wurde deutlich, dass ich als überlebender

Drilling geboren wurde. In der Aufstellung fühlte es sich so an, als sei eine Energie von uns Drillingen erdgebunden bei mir geblieben. Für mich fühlte es sich wie eine weibliche Energie an. Plötzlich ergab mein Traum mit dem blonden Mädchen einen Sinn. Sie war meine verlorene Schwester und immer noch in der Zwischenwelt unterwegs. Die Verbundenheit zu ihr war und ist sehr innig.

In der Aufstellung ging es darum, Abschied von meiner verlorenen Schwester zu nehmen und sie in Frieden in eine andere Welt gehen zu lassen. Als ich Abschied nehmen musste, war ich sehr berührt. Plötzlich kam ein unbeschreibliches Gefühl von unendlicher Liebe, Freude und Glück in mir auf. Meine Schwester wurde durch den Dritten in unserem Bunde abgeholt. In diesem Augenblick fing es draußen an zu schneien. Als ich geboren wurde, hatte es ebenfalls geschneit. Es kam mir vor, als würde ich meine Geburt nochmals durchleben, dieses Mal jedoch mit einem glücklicheren Ausgang. Das Gefühl der inneren Verbundenheit zwischen mir und meinen verlorenen Geschwistern bleibt auf eine wundervolle Art bestehen. Ich habe inneren Frieden gefunden, auch wenn beim Abschied während der Aufstellung Tränen flossen. Es waren gleichermaßen Tränen der Trauer wie des Glücks.

Das Gefühl, auf einer unbestimmten Suche zu sein, ist seither verschwunden. Nach dem Seminar war ich unendlich glücklich und bin wie ein kleines Kind tanzend umhergesprungen. Einige meiner alten Muster sind bereits in der darauffolgenden Nacht verschwunden. Am nächsten Morgen musste ich nicht mehr für zwei einkaufen.

Ein Verlust, der mich geprägt hat

Vor wenigen Jahren habe ich in einer therapeutischen Einzelsitzung herausgefunden, dass ich vor meiner Geburt im Bauch meiner Mutter nicht allein war. Ich empfand Trauer. So etwas wie »Ja, das fühlt sich wahr an« ging durch mich hindurch. In den Wochen danach schuf ich für meinen verlorenen Zwilling bewusst einen Platz in meinen Gedanken und in meinem Herzen, und schon nach kurzer Zeit schien das Thema vom Tisch zu sein. Wie tief die Spuren sind, die dieser Verlust bei mir hinterlassen hat, wurde mir erst ein paar Jahre später in einem Gruppenseminar bewusst. Ich hatte schon immer mit Gefühlen der Einsamkeit zu kämpfen sowie mit enormen Schuldgefühlen und Ängsten, die ich mir nicht erklären konnte.

Es ist mir bisher nicht gelungen, mich auf eine feste Beziehung einzulassen. Voranzukommen war in meinem Leben immer sehr schwierig. Eine ständig nagende Sehnsucht, eine Art Fernweh hat mich mein Leben lang begleitet. Mein Aufwachsen in einer siebenköpfigen Familie war durchzogen mit vielen schmerzhaften Erfahrungen. Seit ich aber den vorgeburtlichen Verlust meines Geschwisters in dem Gruppenseminar noch ein

Stück mehr habe verarbeiten können, fühle ich mich stärker in diese Welt »hineingeboren«. Die hinzugewonnene Bodenständigkeit hilft mir, anders mit mir selbst und meinen Ängsten umzugehen, und die nagende Sehnsucht hat seither deutlich nachgelassen. Sie hat nun gewissermaßen eine Adresse bekommen. Ich bin immer noch Single, aber ich habe gar nicht mehr so sehr das Gefühl, allein zu sein.

Als lebte ich auf dem falschen Planeten

Als meine Mutter mit mir schwanger war, hatte sie in den ersten Monaten Blutungen. Sie musste viel liegen, um mich nicht zu verlieren.

Heute bin ich selbst Mama. Mein Sohn Janis kam vor knapp elf Jahren zur Welt. In der frühen Schwangerschaft hatte auch ich Blutungen, ich musste nach einem Eingriff ab dem dritten Monat bis zur Geburt im Krankenhausbett liegen, um das Baby nicht zu verlieren.

Schon als Kind hatte ich mir gewünscht, drei Kinder zu haben. Als ich Janis in meinen Armen hielt, wusste ich, dass ich aus gesundheitlichen Gründen keine weiteren Kinder würde bekommen können. Trotzdem fühlte ich mich zutiefst dankbar und erfüllt.

Janis ist wohl, was viele Menschen ein »schwieriges Kind« nennen würden. Wenn viele äußere Reize auf ihn einstürmen, leidet er enorm. Mit dem normalen Schulsystem ist er überfordert. Schon im Alter von etwa drei bis vier Jahren erzählte er mir von seinen zwei besten Freunden. Er weinte oft, weil er sie vermisste. Er fragte mich, ob ich wisse, wie er sie finden könne. Er wolle sie doch so gerne wiedersehen. Sein Weinen war erschütternd für mich, ein Schluchzen, das ich so nicht von ihm kannte. Die tiefe Sehnsucht nach seinen Freunden trifft ihn alle paar Monate. Janis hat seit seiner Geburt all seine Stofftiere doppelt haben wollen. Bis heute hat er zwei »Pünktchen« (Dalmatiner), zwei Schäfchen, zwei Eisbären usw. Im Zoo-Laden hat er sich einen Plüschvogel ausgesucht. Einige Tage später wünschte er sich dringend einen zweiten solchen Vogel. Leider hat er dann diesen Vogel auf der Straße verloren, er war unauffindbar. Und Janis war untröstlich. Er weinte, als ob jemand gestorben wäre. Voller Trauer schrieb er dem Vogel einen Abschiedsbrief.

Auch ich selbst trage seit Kindertagen eine tiefe Sehnsucht nach »Gleichgesinnten« in mir. Fast alle Menschen, denen ich begegne, enttäuschen mich; niemand kann mir die Nähe geben, die ich suche. Ich fühle mich wie Janis: Allein, verlassen, auf dem falschen Planeten. Vor einigen Jahren machte ich mich auf den Weg, um herauszufinden, was unter meiner tiefen Sehnsucht nach »Seelenverwandten« verborgen liegt. Die therapeutische Arbeit ergab, dass ich wahrscheinlich ein überlebender Mehrling bin. Für mich fühlt es sich so an, als hätte ich im Mutterleib zwei Geschwister verloren. Was Janis betrifft, erfuhr ich in einer medialen

Sitzung, dass auch er als überlebender Drilling geboren wurde.

Da mein Sohn Janis und ich also beide überlebende Drillinge sind, sind wir sehr eng miteinander verbunden. Wir haben eine symbiotische Mutter-Kind-Bindung. Schritt für Schritt arbeite ich daran, diese allzu große Nähe zwischen uns zum Wohle von Janis, von mir und Daniel (meinem Lebensgefährten) zu lösen. Nach einer Familienaufstellung ist Janis inzwischen in der Lage, allein in seinem Bett zu schlafen.

Mit meinen beiden verstorbenen Drillingsgeschwistern fühle ich mich verbunden. Seit ich diese Verbundenheit spüre, hat meine Todessehnsucht nachgelassen. Sie ist sogar ganz in den Hintergrund gerückt. Da auch Janis immer wieder sagt, dass er lieber sterben wolle, hoffe ich für ihn, dass es auch ihm gelingt, sich mit seinen viel zu früh verstorbenen Drillingsgeschwistern zu verbinden. Mir wird immer etwas fehlen, und ich werde wahrscheinlich immer auf der Suche bleiben. Doch die Intensität des Verlustschmerzes darf sich mit der Zeit und mit dem zunehmenden Akzeptieren dessen, was ist, legen. Derzeit ist das Thema bei mir noch relativ frisch, doch immerhin wird mir dadurch vieles bewusst.

Wie zwischen zwei Welten

Meine Mutter hat bei jeder Schwangerschaft und während einiger Jahre danach für jedes ihrer Kinder ein Tagebuch geschrieben. In meinem Tagebuch steht, dass sie während der Schwangerschaft mit mir wegen Zwischenblutungen drei Wochen im Krankenhaus verbrachte. Inzwischen weiß ich, dass dabei meine Zwillingsgeschwister verloren gingen.

Als ich allein, ohne meine Zwillingsgeschwister auf die Welt kam, habe ich meine Magie zurückgelassen. Seither gibt es da diese Einsamkeit und eine Leere, die ich bis vor kurzem nicht benennen konnte. Mein Leben lang habe ich mich angepasst und versucht, ein Teil der Welt zu sein, bin zur Schule gegangen, habe eine Ausbildung gemacht, arbeite und habe ein gutes Leben. Ich lache gerne, habe gute Freunde und eine Familie, die mir zur Seite steht. Sie ist immer für mich da. Ich kann mit meinen Lieben lachen und weinen. Und doch ist da dieses dauernde Gefühl, dass etwas fehlt, dass ich nicht vollständig bin, nie genug sein kann. Ich bin immer auf der Suche, mein Herz kommt nicht zur Ruhe. Ich fühle mich ausgeschlossen, obwohl es nicht so ist. Es ist dieser Teil in mir, der wie zwischen zwei Welten lebt, wie in einer Wolke aus Watte. Auf der Suche nach der Magie der Zugehörigkeit. Nach einer Art von Liebe, von der ich heute weiß, dass sie zwischen niemand anderem sein kann als zwischen mir und meinen verlorenen Zwillingsgeschwistern.

Diese Liebe ist mir vor ein paar Monaten im Traum begegnet. Mein Zwillingsbruder hat mich in diesem Traum besucht. Wir waren auf der Flucht vor einem riesigen, vernichtenden Feuer. Wir sind gerannt und haben uns geschworen, uns auf keinen Fall loszulassen. Wir wollten es zusammen schaffen. Ich war mir so sicher, dass wir es gemeinsam schaffen würden, dem Feuer zu entkommen. Als wir zu einem See kamen, habe ich mich hineingestürzt in der Gewissheit, dass mein Bruder direkt neben mir ist und dasselbe tut. In meinem Traum bin ich auf einer Insel wieder aufgewacht. Allein und verwirrt, mit einem Loch in meinem Herzen und einem Gefühl im Magen, als wäre ein Zug mitten hindurchgefahren. Es kommt mir vor, als prägten diese Gefühle von Unverständnis und Ungläubigkeit mich schon mein ganzes Leben. War es wirklich nur ein Traum? Ist nicht mein Leben der Traum? Was ist Realität, was nicht?

Inzwischen denke ich, dass ich auf diese Fragen vielleicht gar nicht unbedingt eine Antwort finden muss. Vielleicht kann ich mit beiden Welten verbunden sein, über meine Träume, meine Intuition, meine Feinfühligkeit, mein Herz, und trotzdem fest mit beiden Beinen auf der Erde stehen, als vollständiger Teil des Lebens im Hier und Jetzt? Könnte das meine Magie sein, die zu mir zurückfindet? Diese Vorstellung gefällt mir, und ich bin gespannt, was noch kommt. Ich hoffe, dass sich mein Lebensgefühl neu einpendelt, mit all dem neuen Wissen, das ich von den Menschen erhalte, die mich auf meiner Suche begleiten. In einem meiner Träume hat mir mein verlorener Zwillingsbruder von einer weisen Frau eine Schatzkiste überbringen lassen. Ich weiß, dass ich den vollen Zugriff auf die Schätze darin noch nicht habe. Doch ich konnte inzwischen den einen oder anderen Blick in die Kiste werfen und ahne, dass da noch viel mehr ist als das, was ich bisher erkennen konnte.

Niemand hat's bemerkt …

Ich habe mich zu einem Seminar über Familienaufstellungen angemeldet, weil ich spürte, dass es bei mir mit meiner vor Jahren verstorbenen Schwester immer noch ungeklärte Themen gab.

Für »meine« Aufstellung positioniere ich zwei Stellvertreterinnen – eine für mich und die andere für meine Schwester. Der Aufstellungs-Prozess kommt ins Laufen. Plötzlich passiert eine völlig überraschende Wende: Es geht nicht mehr um meine verstorbene Schwester. Etwas anderes drängt sich dazwischen. Ein anderes, unbekanntes Wesen meldet sich. Es erweist sich als mein verlorener Zwilling. Eine Schwester!

Was? – Nein! Unmöglich! Das kann nicht sein!

In meinem Kopf bricht Verwirrung und Chaos aus. Ich verstehe gar nichts mehr. Ich schluchze und bekomme kaum noch Luft. Würden mein Körper und meine Seele so heftig reagieren, wenn an der ganzen Sache gar nichts dran wäre? Dennoch: Eine verlorene Zwillingsschwester zu haben fühlt sich befremdlich an. Kann das wirklich wahr sein? – Was zweifle ich denn schon wieder, meine Reaktion hat es doch ganz klar gezeigt?!

Später kommt mir: Im Außen hat’s niemand bemerkt.

In meinem Inneren sagt meine Zwillingsschwester: »Ich muss gehen.«

Ich sage: »Bitte verlass mich nicht.«

Sie: »Ich kann nicht bei dir bleiben.«

Ich: »Bitte, bitte, bleib. Mit dir zusammen fühle ich mich stark.«

Sie: »Du bist auch ohne mich stark. Ich muss gehen.«

Ich habe Angst.

So könnte es gewesen sein. Damals vor 76 Jahren, als wir beide im Bauch unserer Mutter waren.

Während ich meine Gedanken aufschreibe, kommt noch ein neuer Gedanke dazu: Was wäre wohl gewesen, wenn wir beide in diese Welt gekommen wären?

Auweia! Schon ich war als Mädchen für unseren Vater eine Enttäuschung. Er wollte doch unbedingt einen Sohn.

Ich gebe meiner Zwillingsschwester den Namen Elysa. Meine kleine verlorene Elysa, du hast jetzt immer einen Platz in meinem Herzen. Du gehörst zu mir, auch wenn du mich verlassen musstest. Ich konnte dir zu Lebzeiten nie die Hände reichen, dich nie umarmen.

Ich möchte den Menschen danken, die mich durch diesen Prozess begleitet haben, die es möglich gemacht haben, dieses tiefe Geheimnis aufzudecken. Ich danke auch meinem Körper, meinem Geist und meiner Seele für ihre klaren Botschaften.

Die Versöhnung mit meiner verstorbenen Schwester habe ich ein Jahr später in einer Einzelsitzung erleben dürfen. Damals in der Familienaufstellung hat sich meine verlorene Zwillingsschwester vorgedrängt, weil sie sich zeigen und gesehen werden wollte, um endlich ihren Platz in meinem Leben zu bekommen.

Was stimmt nicht mit mir?

Schon als kleines Mädchen war ich auf der Suche, ohne zu wissen, nach was ich eigentlich suchte. Ich hatte doch alles, ich sollte doch glücklich sein. Ich fühlte mich unter Menschen, auch in der Familie oft einsam, verlassen und unverstanden, und meine Sehnsucht nach einem Menschen, der mich versteht, wurde immer größer. Im Laufe meiner Jugend verstärkten sich die Gefühle von Einsamkeit und Verlassenheit. Sie entwickelten sich bis hin zur Depression und Todessehnsucht.

Ich habe mich selbst nicht verstanden. Was stimmte nicht mit mir? Warum bin ich so anders als andere? Inzwischen war ich verheiratet und Mutter von drei Töchtern. Doch immer noch fühlte ich mich allein und verlassen.

Dann starb mein Mann – der einzige Mensch, der versucht hatte, mich zu stärken. Meine Gefühle der Verlassenheit und inneren Leere und die Panik vor der Einsamkeit wurden unerträglich; meine Todessehnsucht wurde noch stärker. Jedes Mal, wenn ich anderen Menschen begegnete, war ich hinterher enttäuscht. Es war kaum auszuhalten, und so zog ich mich immer mehr vom Leben und den Menschen zurück. Wenn meine Töchter damals nicht gewesen wären …

Vor einigen Jahren nahm ich dann an einem Systemaufstellungs-Seminar teil. Bei der Aufstellung meiner Familie fanden sich drei Wesen, die mit mir verbunden waren, und als ich sie sah, zog es mir den Boden unter den Füßen weg. Ich bin in eine Trauer gefallen, wie ich sie nie zuvor gekannt habe. Am liebsten wäre ich bei den drei Wesen geblieben. Ich fand bei ihnen etwas, das mir so vertraut vorkam und mir schon so lange fehlte: Geborgenheit und Wärme, ein Gefühl, endlich angekommen, zu Hause zu sein. Bei ihnen wollte ich mich hinlegen und bleiben. Etwas war ins Rollen gekommen, und in weiteren Seminaren und Therapiesitzungen zeigten sich die Wesen immer wieder. Wer waren sie? Warum fühlte ich mich mit ihnen so stark verbunden, mich so zu ihnen hingezogen?

Inge sprach das Thema vom »verlorenen Zwilling« ganz vorsichtig an. Erst konnte ich nicht begreifen und wahrhaben, was sie da sagte bzw. was da passiert sein sollte. Gab es denn so etwas? Wie konnte das möglich sein? Wie konnte ein Verlust, der vor meiner Geburt geschehen war, eine so große Wunde, eine so große innere Leere hinterlassen?

Meine gemeinsame Zeit mit den Geschwistern war nur kurz gewesen, aber ihr Verlust war so groß, dass kein Mensch auf dieser Welt die Lücke schließen konnte. Was die Erkenntnis bei mir auslöste, sprach für sich. Ich begann, mich besser zu verstehen: mein Gefühl des

Verlorenseins in dieser Welt, meine Verlassenheits- und Verlustängste, mein Suchen, mein Sehnen. All das ergab plötzlich einen Sinn. Indem ich die Existenz meiner verlorenen Geschwister anerkannte, bekam ich ein Gefühl, vollständig zu sein, nicht mehr suchen zu müssen. Das gab mir mehr innere Ruhe. Meine Seele konnte heilen.

Nach und nach legten sich meine Todessehnsucht und das Gefühl der Verlassenheit, die Panik vor dem Alleinsein. Heute kann ich gut allein leben. Ich suche nicht mehr in jedem Menschen etwas Besonderes, und der Kontakt zu meinen Mitmenschen hat sich verbessert. Die Dunkelheit in mir ist verschwunden, und die Stimmungsschwankungen sind nicht mehr so intensiv. Wenn sich, wie jetzt beim Schreiben, wieder eine leise Wehmut einschleicht, erinnere ich mich an die Verbundenheit zu meinen Geschwistern, und im Wissen, nicht alleine zu sein, finde ich Trost, ja sogar Freude darüber, dass ich meine verlorenen Geschwister wiedergefunden habe.

Übrigens musste mir, als ich 19 Jahre alt war, eine Eierstock-Zyste entfernt werden. Inzwischen weiß man, dass solche Zysten oft Überreste von Embryonen enthalten. Damals operierte man einfach und kümmerte sich wenig um die Ursache für das Geschwür und den Gemütszustand der Patienten.

Jahrzehntelang verdrängtes Wissen

Wenn mich heute jemand fragt: »Wie war das denn, als du nach all den Jahren gemerkt hast, dass du deine Geschwister im Mutterleib verloren hast?«, dann kann ich darauf nur antworten, dass ich das eigentlich schon immer gewusst, nur eben jahrzehntelang verdrängt habe.

Während meiner Schwangerschaften rückte dieses Wissen jeweils kurzzeitig ins Bewusstsein. Bei meiner Schwangerschaft mit Johannes etwa hatte ich eine Fehlgeburt – sein Zwilling. Für mich war diese Erfahrung traumatisch. Ich hatte Albträume, in denen ich entscheiden sollte, welches Kind überleben durfte. Nach einiger Zeit hörten diese Träume dann auf, und ich beruhigte mich wieder.

2008 habe ich mit dem Familienstellen bei Inge und Herbert begonnen, ausgelöst durch eine Ehekrise und den damit verbundenen Wunsch, mein Leben wieder in den Griff zu bekommen. Mir war damals klar geworden, dass ich meine eigenen Gefühle kaum wahrnehmen konnte.

In einem dieser Seminare stellte ich Johannes und seinen verlorenen Zwilling auf. Ich weinte dabei sehr und war kaum in der Lage, über das Mehrlingsthema zu sprechen. Mir dämmerte, dass da noch mehr sein musste. Trotzdem hat es dann noch eine Weile gedauert, bis ich mich in Einzelsitzungen und weiteren Seminaren mit dem Thema auseinandergesetzt habe.

Es erwies sich, dass auch ich selbst ein überlebender Mehrling bin. Für mich war es wichtig, meinen verlorenen Geschwistern einen Namen zu geben.

Im Zuge der Therapie wurde mir auch bewusst, was für eine ungeheure Belastung ein solches verdrängtes Trauma für Beziehungen sein kann. Das Gefühl, das als Erstes auftauchte, war die Schuld. Heute vermute ich, dass ich diese Schuld, als Einzige überlebt zu haben, wohl schon immer empfunden habe, und dass ich mit ihr fertigwurde, indem ich mich von allen meinen Gefühlen abschnitt. Klar, dass mich das beziehungsunfähig machte.

Meine verlorenen Geschwister sind heute ein fester Bestandteil meines Lebens. Dadurch bin ich in Kontakt mit mir selbst gekommen, bin mir meiner spirituellen Seite bewusst geworden, fühle mich eingebunden in das große Ganze. Früher habe ich mich oft einsam gefühlt, auch dann, wenn ich unter Menschen war. Das ist heute vorbei. Durch die Arbeit an diesem Thema, das Akzeptieren meiner verlorenen Geschwister und die Trauer um sie konnte etwas in Gang gesetzt werden, von dem ich lange nur zu träumen wagte. Ich weiß jetzt, dass es Kräfte und Fähigkeiten gibt, die allein mit dem Verstand nicht zu erfassen sind. Für mich braucht es dazu den Glauben. Den Glauben daran, dass es auf dieser Welt mehr gibt, als wir ahnen, und dass es schön ist, im Hier und Jetzt zu leben.

Ein Schlüsselerlebnis

Meinen ersten Kontakt mit dem Thema »verlorener Zwilling« hatte ich während eines Familienaufstellungs-Seminars. Ich war in der Stellvertreterrolle eines Zwillings und spürte sofort, dass mich das Thema stark ansprach. Während der Aufstellung empfand ich eine innige Verbundenheit, die ich als heilsam empfand. Ich hatte den Eindruck, dass ich das Zwillingsthema damit für mich aufgearbeitet hatte.

Einige Zeit später war ich in einer weiteren Aufstellung Stellvertreterin einer Drillingskonstellation. Wieder erlebte ich die Aufstellung als sehr harmonisch. In meinem Alltag hatte ich hingegen oft das Gefühl, nicht gut genug oder unvollständig zu sein, empfand Schuldgefühle, war ständig auf der Suche nach einem verständnisvollen Gegenüber und einem Menschen, mit dem ich mich eins fühlen konnte. Gleichzeitig hatte ich große Angst, mich anderen Menschen zu öffnen. Ich war innerlich ständig auf der Hut und rechnete immer mit dem Schlimmsten.

Meine erste eigene Aufstellung zum Thema »verlorener Zwilling« zeigte, dass ich vermutlich mit zwei weiteren Geschwistern im Mutterleib gestartet bin, einer Schwester und einem Bruder. In mir breiteten sich ein tiefer Schmerz, Hilflosigkeit und Ohnmacht aus. Ich konnte diese Gefühle kaum an mich heranlassen. Das liegt wohl daran, dass ich als Kind bereits einen anderen tiefen Schmerz erleben musste: Mein um ein

Jahr jüngerer Bruder verstarb im Alter von 13 Jahren an Leukämie. Sein Verlust war so schmerzhaft für mich, dass ich mich von meinen Gefühlen abspaltete. Für mich weisen der Verlust meines Zwillingsbruders im Mutterleib und auch der Verlust meines jüngeren Bruders Parallelen auf, etwa das langsame Sterben, dem ich hilflos zusehen musste. Mein jüngerer Bruder wurde nach seinem Tod in seinem Kinderzimmer, direkt neben meinem, über mehrere Tage aufgebahrt. Für mich eine schockierende Erfahrung. Der schlimmste Moment kam dann während der Beerdigung. Als sein Sarg in die Erde hinabgesenkt wurde, spürte ich, wie ein Teil meiner Seele mitging. Ich wollte auch sterben.

Von da an fühlte ich mich unvollständig. Ich habe meinen Bruder sehr geliebt. Ich hätte mein Leben für ihn geopfert, es war für mich unerträglich, dass ich ihm nicht helfen konnte.

Das wichtigste Schlüsselerlebnis war für mich eine heftige Panikattacke während eines Tauchgangs. Einerseits einer der schlimmsten Momente meines Lebens, andererseits der Beginn eines langwierigen Heilungsprozesses, der es mir ermöglichte, wieder in Kontakt mit meinen über Jahrzehnte abgespaltenen Gefühlen zu kommen. Zu Beginn des Tauchgangs herrschte eine massive Strömung ins offene Meer hinaus. Ich schwamm um mein Leben, ich empfand Todesangst. Am Grund angekommen erlebte ich eine riesige Panik. Ich konnte mich nicht verständlich machen, konnte meine Hilflosigkeit und Ohnmacht nicht in Worte bringen.

Sehr ähnliche Gefühle erlebte ich später während der Aufstellung meiner Zwillingsgeschwister. Mir hat das Verständnis des vorgeburtlichen Traumas als Ursprung dieser sehr intensiven Gefühle geholfen. Ich spürte, dass meine verlorenen Geschwister gesehen werden wollten, und ich spürte auch, dass ich sehr vorsichtig mit dem Thema meiner Mehrlingsgeschichte umgehen muss. Ich habe nicht oft die Gelegenheit, darüber zu sprechen, weil ich das Thema noch nicht komplett aufgearbeitet habe und für mich immer noch intensive Gefühle der Scham damit verknüpft sind.

Ich bin jetzt ein Teil der Gemeinschaft

Ich erinnere mich an Momente in meiner Kindheit, wo mich das Gefühl überkam, gar nicht richtig anwesend zu sein. Es war, als stünde ich neben meinem Körper und versuchte auszumachen, ob ich nun physisch oder ätherisch anwesend war. Diese Erlebnisse verblassten wieder, doch später kam eine weitere Erfahrung dazu, nämlich das Gefühl, gar nicht wahrgenommen zu werden. Es schien keinen Unterschied zu machen, was ich tat oder sagte – mein Umfeld reagierte nicht auf meine Äußerungen, ich wurde einfach stehengelassen. Das Gefühl, von den anderen getrennt zu sein, wurde mein ständiger Begleiter. Ich hatte Angst vor sozialem Austausch und vor Begegnungen mit anderen Menschen. Das galt auch für den Umgang mit Männern. Schuldgefühle gesellten sich dazu. Warum schaffte ich es nicht, so unbeschwert und natürlich zu leben wie die anderen? Was ich mir wünschte, schien nicht in Reichweite zu sein. So stand ich innerlich immer unter Spannung.

Erst das Wissen um meinen verlorenen Zwilling hat mir geholfen, meine Geschichte zu verstehen und anzunehmen. Ich durfte heilsame Prozesse durchleben und neue Perspektiven entwickeln. Plötzlich konnte ich all die Dinge einordnen, die ich bis dahin nicht verstanden hatte. In diversen Seminaren lernte ich Menschen kennen, die das gleiche Schicksal haben wie ich. Inzwischen weiß ich, dass ich mit meinem vorgeburtlichen Geschwisterverlust nicht allein unterwegs bin. Während meines Heilungsprozesses lernte ich intensive neue Gefühle kennen. Sich mit ihnen auseinanderzusetzen und sie anzunehmen hat eine tiefe seelische Ebene in mir angerührt. Dadurch veränderte sich meine Wahrnehmung zunehmend.

Zwischenzeitlich stehe ich an einem Wendepunkt in meinem Leben, vor einem Neubeginn. Ich betrete eine neue Welt, die jetzt aktiv von mir gestaltet wird. Ich fühle mich befreit, und ich nehme meine Grenzen wahr. Es ist plötzlich möglich zu benennen, was sich für mich stimmig anfühlt und was nicht. Ich kenne meine Stärken ebenso wie meine Schwächen und akzeptiere sie, wie sie sind. Mein Alltag hat sich entscheidend verändert. Ich spüre eine bisher unbekannte Lebendigkeit in mir, eine Freude und Neugier auf alles, was noch kommt. Ich entdecke die Bereitschaft in mir, mich von meinen Idealen zu lösen und stattdessen Freude in dem zu finden, was gerade ist. Ich gehe meinen eigenen Weg und vertraue darauf, dass mein Leben einen Sinn hat. Die Männer, die ich früher getroffen habe, spiegelten mir meine Muster: meine innere Einsamkeit und meine Abgeschiedenheit, das Nicht-verbunden-Sein mit mir selbst und meinen Mitmenschen. Heute traue ich mich, mich in einer realen Beziehung zu öffnen, und bin zu neuen Ufern aufgebrochen.

Eine weitere entscheidende Veränderung ist, dass ich mich mehr und mehr als Teil der Gemeinschaft fühle. Ich bin willkommen, und ich habe etwas beizutragen, so, wie ich jetzt bin. Mein Umfeld ist nicht mehr bedrohlich, sondern interessiert an einem Austausch. Ich bin kontaktfreudiger und spüre, dass ein Austausch auf Augenhöhe möglich ist. Es ist okay, anders zu sein als die anderen. Ich muss nicht die Erwartungen anderer erfüllen, sondern darf so sein, wie ich bin. Ich habe zu mir selbst gefunden. Da bin ich.

Resümee

Sicher hast du festgestellt, dass der vorgeburtliche Geschwisterverlust ein Geschehen ist, das komplexe Auswirkungen hat. Mein Anspruch ist nicht, mit diesem Buch alle Details des Themas komplett auszuleuchten. Es soll vielmehr dazu dienen, auf die gravierenden Auswirkungen dieses frühen Traumas aufmerksam zu machen. Vielleicht können wir dadurch ein anderes Verständnis füreinander entwickeln. Auch wenn du nicht unmittelbar selbst betroffen bist, kennst du vielleicht Menschen, die einen vorgeburtlichen Geschwisterverlust überlebt haben. Dass sie dennoch den Weg ins Leben geschafft haben, zeugt von den schwer beschreibbaren, geheimnisvollen Ressourcen, über die wir wahrscheinlich bereits in einem sehr frühen Entwicklungsstadium im Mutterleib verfügen.

Albert Einstein hat gesagt: »Es gibt zwei Arten, sein Leben zu leben: entweder so, als wäre nichts ein Wunder, oder so, als wäre alles ein Wunder. Ich glaube an Letzteres.« Ich teile diese Auffassung. Unser aller Leben ist in gewisser Hinsicht ein Wunder. Allerdings können wir uns auf dieser Erkenntnis nicht ausruhen. Wir sind in einem stetigen Entwicklungsprozess, in dem wir uns immer neuen Herausforderungen gegenübersehen. Inzwischen verfügen wir über zahlreiche Informationen aus Therapie und Wissenschaft, die uns Wege der Heilung eröffnen. Nie zuvor gab es so viel Wissen. Insofern leben wir im Zeitalter der Heilung. Ein schöner Gedanke, und ein unschätzbar wertvolles Geschenk für die Menschheit, wie ich finde. Eine Vorstellung, die Zuversicht und Hoffnung birgt und die wir als Kraftquelle nutzen dürfen.

Überlebende Mehrlinge waren dem traumatischen Geschehen im Mutterleib zwar hilflos ausgesetzt; jedoch verfügt die Traumatherapie über zahlreiche Möglichkeiten, die Folgen belastender Erfahrungen zu lindern oder sogar aufzulösen.

Falls du bei der Lektüre den Eindruck gewonnen hast, dass du selbst von einem vorgeburtlichen Geschwisterverlust betroffen sein könntest, möchte ich dich einladen, dich auf den Weg der Heilung zu begeben. Vielleicht wirst du dabei den einen oder anderen Umweg machen. Das gehört zum Prozess der Heilung dazu. Wichtig ist, auch die kleinen Schritte auf diesem Weg wertzuschätzen und offen zu sein für das, was noch kommt. Solange du unterwegs gut für dich sorgst und Verantwortung für dich übernimmst, ist es egal, wie lange du unterwegs bist. Wunder brauchen nun einmal Zeit. Und rein rational lässt sich kein Heilungsprozess angehen. Es braucht dazu auch die Herz- und Seelenebene. Jeder und jede von uns verfügt darüber, auch diejenigen unter uns, die sich für reine »Kopfmenschen« halten. Es hat schon so manch einer gestaunt, wie leicht sich das Leben anfühlen kann, wenn man sich mit Leib und Seele auf den Weg der Veränderung begibt.

Mögen auch bei dir das Wissen um die eigenen Ressourcen, die therapeutischen Möglichkeiten und ein gesundes Selbstmanagement zusammenfinden. In diesem Sinne wünsche ich ein neugieriges und mutiges Unterwegssein zu dir selbst.

Danke

Dieses Buch konnte entstehen, weil ich bis heute viele überlebende Mehrlinge ein Stück auf ihrem Lebensweg begleiten durfte. Mein herzlicher Dank gilt meinen Klienten für ihr Vertrauen. Ich bedanke mich dafür, dass ich über einige ihrer Geschichten hier berichten durfte. Vielen Dank auch für die schriftlichen Beiträge, die ich erhalten habe.

Bedanken möchte ich mich zudem bei all meinen Dozenten und Ausbildern. Die unterschiedlichen therapeutischen Ansätze ermöglichen es mir, meine Tätigkeit als Berufung auszuüben.

Mein Dank gilt auch meinen vier erwachsenen Kindern – Torsten, Tatiana, Caroline und Susanne. Durch sie ist mein Leben unendlich bereichert worden. Susanne war zu Beginn des Schreibens eine wertvolle Kritikerin. Danke! Meinem Lebensgefährten Herbert danke ich für sein Verständnis. Ein Teil unserer gemeinsamen Freizeit ist in das Buchprojekt geflossen. Zudem hat er mir oft den Rücken zum Schreiben freigehalten.

Ein großes Dankeschön geht an Frau Colsman vom Kailash Verlag. Sie war offen für das Thema des vorgeburtlichen Geschwisterverlusts und hat dafür gesorgt, dass diesem vielfach noch so rätselhaften Geschehen in Form eines Buches Raum gegeben wird. Davon erhoffe ich mir, dass das Wissen um das Schicksal eines überlebenden Mehrlings mehr Anerkennung in der breiten Öffentlichkeit findet.

Einen lieben Dank widme ich Frau Bromm vom Kailash Verlag. Ihre natürliche Art der Begleitung habe ich sehr geschätzt. Auch durch Ilona Daiker fühle ich mich wohlwollend begleitet.

Ein tief empfundener Dank geht an die Lektorin Judith Mark. Sie hat einen wertvollen Beitrag zum Abrunden des Buches geleistet.

Darüber hinaus möchte ich mich bei allen Menschen bedanken, die ich bis jetzt nicht genannt habe und die einen Beitrag dazu leisten, dass dieses Buch möglich geworden ist.

Zu guter Letzt richte ich meinen Dank an die höhere Instanz, die mich bis hierher begleitet hat.

Literatur

Baby mit Zwilling im Bauch geboren. In: Basler Zeitung, 2.8.2017

Bodderas, Elke: Zwillinge sterben oft unbemerkt im Mutterleib. In: Die Welt, 7.4.2009

Dudenhausen, Joachim W.; Maier, Rolf F.: Perinatale Probleme von Mehrlingen. In: Deutsches Ärzteblatt 38/2010.

Farrant, Graham: Cellular Consciousness. In: The Journal for the International Primal Association 7/1987

Germer, Christopher: Der achtsame Weg zum Selbstmitgefühl. Freiburg im Breisgau (Arbor Verlag) 2015

Heller, Laurence; LaPierre, Aline: Entwicklungstrauma heilen. Alte Überlebensstrategien lösen. Selbstregulierung und Beziehungsfähigkeit stärken. München (Kösel-Verlag) 2013

Hüther, Gerald: Was wir sind und was wir sein könnten. Ein neurobiologischer Mutmacher. Frankfurt a. M. (Fischer Verlag) 2013

Levine, Peter A.: Sprache ohne Worte. Wie unser Körper Trauma verarbeitet und uns in die innere Balance zurückführt. München (Kösel-Verlag) 2011

Sheldrake, Rupert: Die Seele und die morphischen Felder. Interview, in: Natur & Heilen 3/2002

Steinemann, Evelyne: Der verlorene Zwilling. Wie ein vorgeburtlicher Verlust unser Leben prägen kann. München (Kösel-Verlag) 2012

Register